JN278707

# 自閉症の現象学

村上靖彦

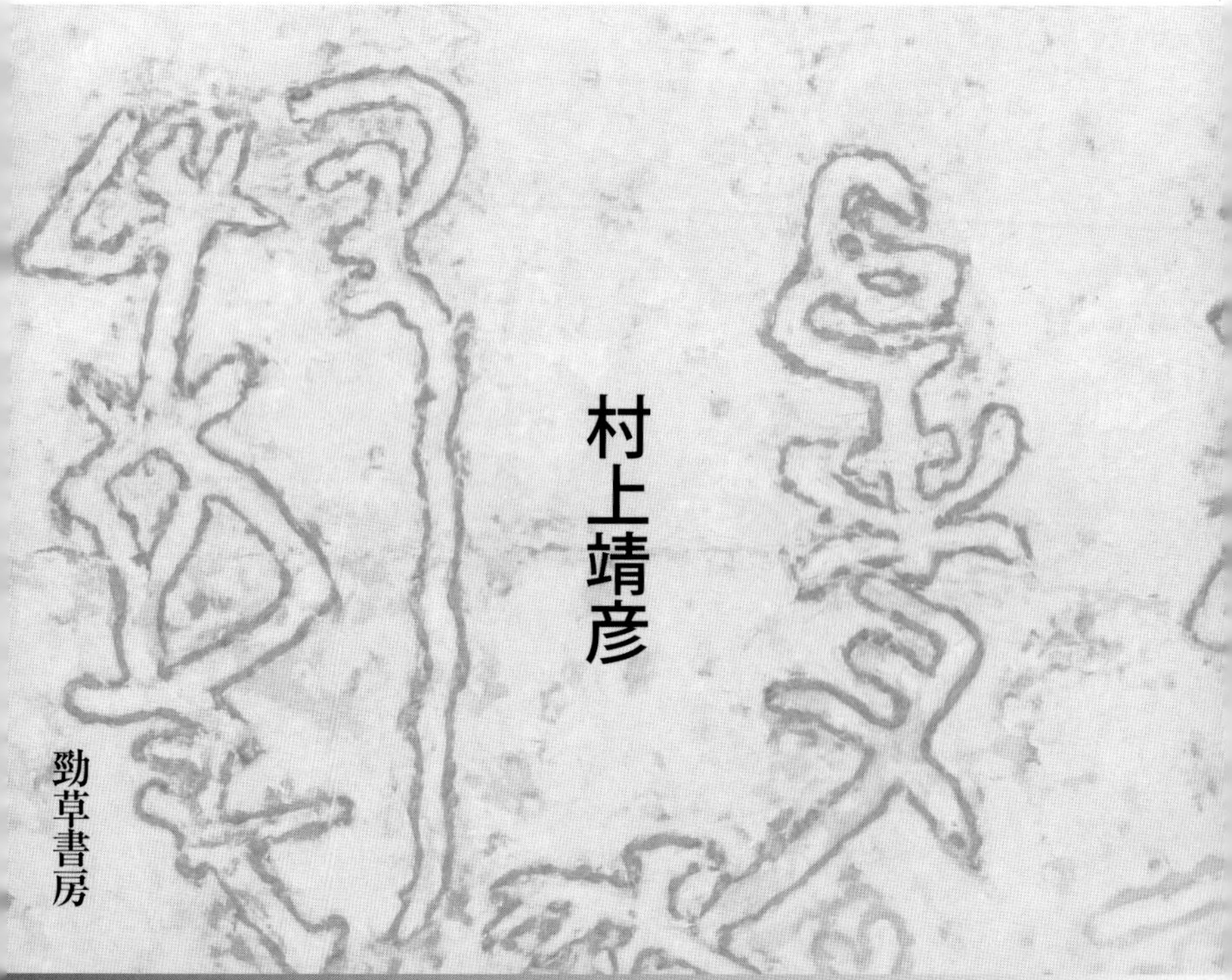

勁草書房

# はじめに――自閉症から描く哲学

著者は二〇〇三年九月より、国立成育医療センターで宮尾益知先生の指導を受けながら、おもに自閉症に関するフィールドワークを行ってきた。たくさんの子供たち、そしてご家族や臨床家の先生方から教えていただいたことをもとにして、本書は成り立っている。

本書は、自閉症の人たちが、どのように世界を経験しているのかを再構成することを目指す。そして自然科学や心理学とは別の方法、すなわち現象学をもちいて彼らの体験の分析を試みている。個々の分析について議論の余地はあるだろう。そもそも扱えなかった事象や私が知らない事象もある。しかし、少なくとも従来とは異なる見方を呈示することはできるのではないかと期待している。そして何よりも、一つの方法論で、自閉症の子どもたちの多様な行動と多様な発達段階に、一貫した論理を見いだしたい。

本書は自閉症論であると同時に、哲学書でもある。客観的な視点からは見えない、人間が生きている経験構造を「内側から」明らかにしようとする現象学だからである。フッサールが創始したこの分野において、本書は新たな問題群を開拓するためにいくつかの新しい概念と構造を呈示することになる。フッサールの開いた地平を拡大しようとする意志において、フッサール現象学の正当な後継者であろうと志している。専門的な知識は持たないけれども自閉症あるいは哲学に関心のある方に読んでいただくことを想定しているが、部分的には細かい現象学の議論を行っている箇所もある。煩雑な場合は飛ばして頂けたら幸いである。

## 自閉症から現象学への問いかけ

本文では、(表だっては引用していないが) フィールドワークで得られた知見と、自閉症を持つ人が出版した手記を主な資料とする。既存の自閉症論にはほとんど言及しないが、そうはいっても最小限の事実を確認しておきたい。

自閉症は一九四三年にカナー (アメリカ)、一九四四年にアスペルガー (オーストリア) によって発見された発達障害である。発見当初は環境要因によって生じると考えられていたが否定され、現在は先天的な脳の機能障害を素因としてもつというのが定説である。アメリカの精神科医療の診断基準であるDSM−Ⅳの自閉症の項目をまとめると、⑴言語発達の障害、⑵アイコンタクト、感情移入や場の雰囲気を読む力など対人関係の質的な側面の障害、⑶そして常同行動 (同じ動作を長時間繰り返すこと）やこだわりという行動面の特徴という三つの指標で定義している。このうち(1)が軽い人は、だいたいＩＱ70以上で高機能広汎性発達障害、言語発達に遅れのない人がアスペルガー障害と呼ばれる（人により定義は異なる）。自閉症は先天的な素因に大きく依存すると考えられる発達障害であるが、多くの場合、年齢とともに、そして療育の効果で大きく変化・成長してゆく。そしてこの成長は、障害のない定型発達児の発達とは異なる過程をたどる。

杉山登志郎らが高機能広汎性発達障害の幼児期の臨床像として記載している例の一部を挙げよう（杉山・辻井 1999, 二七～二八頁を編集。順不同）。

・一人遊びを好む。相手の気持ちを読めない。
・好きな飛行機を見つけても父や母に一緒に見てもらおうと指さしや目配せをしない。
・泣き声を毛嫌いし、泣いている子を黙らせようと怒る。
・自分なりの理屈を持っており、正論だがそれが周囲の状況と合わない。
・特定の道順で行きたがる。ドアが閉まっていないと気がすまない。環境の些細な変化に困惑する。
・ぎこちない話し方、地方なのに標準語しか話さない。

自閉症の子どもたちが示すのは、大まかには以上のような特徴である。本書では狭い意味での自閉症ではなく、アスペルガー障害や特定不能（診断基準の一部のみを満たす自閉度の弱い一群）をふくむ広汎性発達障害・自閉症スペクトラム全体を考慮することにする。個別の事例の差異についてはそのつど指摘したい。

自閉症児は呼びかけられても人の存在に気がつかない、会話ができないのに漢字を書く、くすぐられるとパニックを起こすが転んでけがをしても痛がらない、といったような行動を示すが、こうした事象は哲学的な問いを突きつける。たとえば、次のような問題群がある。

・目が合うとはいかなる現象だろうか。目が合わない、呼びかけられても気がつくことはない、といった状態は逆に、目が合うこと固有の構造の考察を迫る。（第一章）
・自閉症の子どもは相手の感情そして自分の感情を感じ取り、表現するのが苦手である。それでは感情表現のメカニズムはいかなるものなのか。（第二章）
・未知の未来というものを知らず、過去が遠近感を持たない人がいる。これは時間が一直線に流れるとは限らないということを示している。哲学が知る時間とは別様の構造を持つ時間もありうるのではないか。（第三章）
・奥行きや裏側という現象を知らない人はどのような空間構成をしているのか。逆に、裏側とはいかなる仕組みの現象なのか。（第四章）
・ミニカーを並べてタイヤを注視し続ける子どもや、ビデオの物まねに没頭し続ける子どもの想像力の働き方は、定型発達のごっこ遊びにおける想像力の働き方とどのように異なるのか。（第五

章）

・一部の自閉症者は言語を使わずに、映像で思考することが可能である。そうすると定型発達と自閉症に共通する「思考」の定義は、言語とは別の構造に求めなくてはいけなくなるのではないか。（第六章）

以上は、本書で扱う問題の一部である。テーマの詳細はそれぞれ、第一章が対人関係、第二章が感情表現、第三章が時間、第四章が空間、第五章が想像力と創造性、第六章が言語、第七章が自我、第八章が脆弱性である。また「おわりに」において、本書で得られた考察を実際に自閉症児の療育に活かす道筋について考えてみたい。

## 視線触発・図式化・現実

自閉症は、哲学における既存の前提を全面的に組み替えることを要求する。自閉症は西欧哲学が考えることのなかった人間経験の地平を呈示している。そもそも人間の経験の構造は一つには固定できないのだ。自閉症は人間の可能性の地平を拡げる。あるいは自閉症に照らされることで哲学も相貌を新たにすることになる。

フィールドワークおよび共同研究の結果、自閉症の状態はいくつかの事象群から多角的に考察することが有効であることがわかってきた。というのは自閉症「スペクトラム」とはいっても一直線上に重い状態から軽い状態を並べられるわけではなく、いくつかの事象群それぞれについて人によって程度が違うのであり、状態像の多様さの一因はこの多次元のスペクトラムにあるからである。特に自閉度（対人関係の成立の度合い）、言語発達、感覚過敏や器用さ（運動機能の発達）といった指標は相互に独立性が高い。これは、原印象のような唯一の根本的な現象に立脚することのない多元的な現象学の必要性という本書の主張の、間接的な根拠でもある。

本書は現象学上のいくつかの問題に対して、従来とは異なる回答を試み、いくつかの概念や構造を導入している。とりわけ三つの概念、視線触発・図式化・現実を軸として議論は組み立てられている。本文の中で詳しく説明するが、簡単にこの三つを定義しておきたい。

**視線触発**は、視線や呼び声、触れられることなどで働く、相手からこちらへと一直線に向かってくるベクトルの直観的な体験である。対人関係を他者の身体像の把握から出発して考えたフッサールが見逃した現象であり、かつメルロ＝ポンティやワロンが記述しようとしたような共存在・共感覚とも質の異なる現象である。

**図式化**は、様々な異質の現象が浸透しあい、高次の秩序を形成する運動である。知覚・空想・運動感覚・情動性・言語といった相互に異質な次元が浸透して、感情表現となる。逆に、経験的には表情という図式化のなかに、もとの運動感覚や情動性は感じ取られる。この作用が生じる場、そして思考が生起する場が、あとで「形の次元」として確定されることになる。

**現実**とは、認識や了解、対処ができない得体の知れない現象の切迫のことである。とりわけ非感性的な不測の事態が問題となる。経験構造の秩序をはみ出す現象に、人間は常に曝されている。フッサールの現象学はこのような「穴」を考慮しなかった。

本書では、以上三つが相互に関係し合って、複雑な現象を作り出すと考える。そして自閉症の人は、この三つの契機でさまざまな困難を抱えている。

これらの概念は経験構造の多元性を要求している。本書の分析に従うと、人間の経験は、異質ないくつかの次元が浸透することで成り立っている。そして、自閉症児の経験が教えてくれるのは、このような浸透によって成立する構造は一様ではないということである。つまり組み合わせ方はいろいろあり、発生と発達の構造は多様であるということだ。

このことはまた、反省によって経験構造の可能性を組み尽くすことは原理的に不可能であるということも示している。自分自身は一つの経験構造しか生きてこなかったのであり、そして構造は無限に多様であるのだから。現象学は、反省という古典的な方法から解放される必要がある。直接体験できない現象、反省によっては届かない経験構造の現象学に対しては、構築的現象学という名称が当てはまる。

## 構築的現象学としての自閉症研究

ここで現象学の方法についての少々煩雑な説明をつけ加えたい。飛ばして頂いても支障はない。

本書の方法は、単なる自閉症児の行動の観察と整理ではない。そもそも彼らの行動を網羅的に記載しているわけでもない。本書は、現象学を用いて彼らの経験している世界を、その構造において明らかにすることを目指す。しかしフィールドワークで得た知見や出版された手記を利用している本研究は、一人称的視点を前提とする現象学の方法に違反している。そして心理学の側から見ると客観的な指標に欠ける（もちろん本書は、体験を内側から再構成するために、あえて客観的記述から離脱するのであるが）。そこで、あらかじめ方法について説明しておきたい。

自閉症児と出会ったときには、ある特定の感覚が生じる。すなわち、相手と私のふるまいの違いが、「差異の感覚」として直接経験される。この差異がまさにお互いの経験構造を照らしだす。差異を基点として、私と相手双方の経験構造がそのつど同時に私の経験において組織化するのであり、出会いにおける私自身の経験構造の記述は、（構造的な差異そのものの要請によって）同時に相手の経験構造を組織化し、照らし出すことになる。こうして客観的な計測に頼らずに、彼らの世界すなわち彼らの経験構造を記述・分析することが可能になる。それゆえ本書の自閉症論は、通常の現象学研究と並行して進む。

また、アスペルガー障害の人の手記を分析する際には、フッサールの現象学的記述を私たちが分析するのと同じように、著者の経験構造を分析し呈示した。

現象学とは、（数学・論理学から、感覚、対人関係、身体、等々）さまざまな種類の事象の経験の仕方を解析する学問であると定義できる。世界の分析を、外部にある中立の視点から客観的に行う客観科学から、その世界の「与えられ方」のただなかに沈潜する視点へと変える方法である。自閉症児との出会いはまさに、私と彼の経験構造すなわち「世界の与えられ方」を問う現象学を促すのだ。

本書は、自分の経験構造の記述と背中合わせの関係にあるが、自分では直観できない現象の構造の記述を試みるという点で、「構築的現象学」とフッサールが呼んだジャンルの研究の一つであると言える[1]。フッサールにおいての構築的現象学とは本来、直観可能な体験を支えているがそれ自体は直観できない現象の地平、それを前提としないと直観も成り立ち得ない外延の現象の分析であった(Schnell, 2007, pp. 71-72)。直観可能性を超える現象を対象とする構築的現象学が、(経験構造の構成を問う) 発生的現象学の外的地平を形成し、お互いがパズルのピースのように補い合うのである(Fink 1988, S. 62)。フッサールの構築的現象学のプログラムでは、内省において直観される現象が前提とする直観不可能な現象の「構築」(いわば「内省の底」の探究) が問題になったが、本書では私の経験構造と、相手の経験構造のずれという形で、「内省の外側」で構築の地平が開かれる。こうして現象学は内省のくびきを外されることになる。

さしあたっては現象学者が定型発達者であるという想定のもとに記述を進めているが、出会いにおける経験構造の差異のみが問題になるため、現象学者の「発達のありかた」にかかわらず、自閉症と想定される相手の経験構造の記述には権利上支障はない。そもそも定型発達とは、実在する「正常な人」などというものではなく、発達過程を共有する大部分の社会構成員というほどの意味であり、現実の誰かを指すわけでもない一種のフィクショナルな理念値である。

哲学のなかでの現象学という方法の特異性の一つは、(分析哲学と同様に) 一人の哲学者で体系として完成することがなく、世代を超えた展開可能性を持つということである。そして事象が経験されるその仕組みを分析するので、体系内の概念の整合性よりも、事象の経験にいかに即することができるかが勝負となる。つまり事象の多様さと複雑さに応じて際限なく改訂する必要がある。フッサールは、自分が創設した現象学が自分一人の研究で完結するなどとは考えていなかった。フッサールが取り出したが十分展開できなかった問題、彼の記述に修正を必要とする問題、あるいは彼がまったく扱うことのできなかった事象が数多く残っているのであり、後世の現象学者がこれらに取り組んで現象学運動を継続することを彼は望んでいた（Fink 1988, S. 216）。つまり、フッサールが残したテキストには多くのヒントがあるとともに、そこには取り上げられていない事象も数多く残されている。本書はそのような場面に切り込むことを目指している。本書の分析はもちろん完成したものではないし、間違いも含んでいるであろう。しかしそれは後続の研究によって訂正されていけばよいのである。

各章は部分的に以下の論文を元にしているが、全てのテキストが大幅に改稿されている。

第一章、第二章、補論

・「視線の現象学　対人触発の求心的力動について」、『哲学』第五七号、日本哲学会編、法政大学出版局、二〇〇六

・「視線と身体感覚　自閉症の現象学的分析」、『自閉症スペクトラム研究』、第五号、日本自閉症スペクトラム学会、二〇〇六

第三章

・「自閉症児の時間意識とフッサール」、『哲学雑誌』（特集・子ども）、第一二二巻、第七九四号、哲学会、二〇〇七

第四章

・「二次元空間論――自閉症児における描画と知覚」、『現代思想』、青土社、二〇〇七年五月号

・「村瀬学『自閉症』書評」、『精神医療』第四六号、批評社、二〇〇七年

・「自閉症者のシェルターと安心感の起源としての間身体性」、『国際関係研究』、第二五巻第一号、日本大学国際関係学部、二〇〇四

第五章

・「「ミニカー並べ」の現象学　自閉症児にとって「私」とは何か」、『現代思想』、青土社、二〇〇六年一一月号

第六章

・「表現の起源　『論理学研究』第一研究と自閉症の一事例」、『フッサール研究』、第四号、フッサール研究会、二〇〇六

第七章

・「自閉症児の自我形成仮説」、シンポジウム提題、日本自閉症スペクトラム学会、第六回研究大会、二〇〇七

・「身体表面論　三重の動的均衡と感情　フッサールと自閉症を基点として」、『現象学年報』、第二二巻、現象学会、二〇〇六

第八章

・書き下ろし

# 自閉症の現象学

目次

目次

# 第一章　模様の世界から視線触発へ

## 1　目が合う驚きと視線触発

自閉度の強い子どもの場合、目が合わない、あるいは呼ばれても触られても相手の存在に気づかないことがある。ふだんはコミュニケーションがとれる子でも、ミニカーのタイヤ回しや好きなビデオの物まねに没頭している間は呼びかけには気がつかない。このようなとき、子どもはいかなる体験をしているのだろうか。

ほとんどの人は覚えている限り視線を感じる世界の中で育ってきているので、視線の交わることのない自閉症児の体験を想像するのはとても難しい。さらに難しいのは、視線を感じない自閉症児にとって「感じない」ということは欠損ではないということである。彼らの経験はそれ自体充足している(1)

のであって、肯定的に描くべきものである。

定型発達の子どもは生まれるや否や、確認された限りでは生後数十分で、相手の表情に反応することが知られている[2]。さらに少なくとも生後何週間かで、母子間では視線の交差が体験される。生後三ヶ月で社会的微笑と呼ばれる、あやしてもらうと笑い返す反応も生まれる。そして定型発達の場合、乳幼児期の養育の欠損が心身に重大な影響を及ぼすことは周知の事実であろう（Winnicott, 1963?; Spitz 1965）。交差する視線や声やスキンシップは、成長のためだけでなく生きるためになくてはならないものなのである（Winnicott 1971, ch. 9）。つまり定型発達の人間はそもそもまなざしのやり取り、スキンシップ、呼びかけに貫かれた生物なのであり、このやりとりが発達構造に組み込まれ、その後の経験を支えることになる。

目があってどきっとする経験と、ある物体を見て身体であると認識する経験とは質が全く異なる。このまなざし、スキンシップ、呼びかけは現象学的にも特異な構造をもつ経験であるが、詳細な分析がなされたことはないように思われる。

視線の経験は眼球の知覚とは異なる。眼球を注視した場合には目が合うことはないし、顔の形態を注視した場合には表情が捉えられなくなる。また眼球を知覚しなくても、物音や気配で視線を感じることもある。たとえ思い違いや（絶えず誰かに見られているという）統合失調症の妄想であるにしても、眼球の知覚を伴わない視線の経験はあり得る（Sartre 1943, p. 304）。目が合うこと、つまり視線や表情を体験することは、知覚とは異なる次元で成立している体験なのである。

単なる「丸い形象」が、視線の媒体になることで、「目」になる。本書ではこの視線やスキンシップ、呼びかけが惹起する触発を「**視線触発**」と名付ける（スキンシップや声かけも含むので視線に限られるわけではないが、便宜上視線で代表させてこのように名付ける）。その詳細な構造は第二章末尾の補論に譲りたいが、簡単に定義しておく。視線触発は、(1)こちらに向かってくる視線や呼び声・接触のベクトルの直接的な体験であり、(2)感性的体験に浸透するが、それ自体は感性とは異なる次元で、(3)自我や他者の存在が認識されるに先立って作動している。

非常に自閉度の重い子どもを前にすると、視線は明らかにこちらに向いているのに目が合わない、こちらを見ていないと感じることがある。彼は私の顔の形を知覚はしているが、私を人間としては捉えていない、私は自分が事物として扱われている、と感じることになる。椅子のように私によじ登ってくることもある。クレーン現象という名で知られる、他の人の手を使って物をとろうとする行為も、相手を人間とは感じていない現れである。あるいは描画に人物が描かれても目が描かれていないことも多い。つまり人間が存在することを知っていても、視線が重要な意味を持っていないのである。

## 2　人のいない世界／模様の世界

目が合わない、あるいは呼んでも気づかないような自閉度の強い子どもの場合は、視線触発の次元に開かれていない。そうであるならば、経験の構造は定型発達の場合とは大きく異なることになるであろう。少なくとも自分と関わってくる生物が存在しない世界、生き物と無生物の区別がない世界の中に彼らは生きていることになる。視線触発が生成し、知能も高い高機能自閉症の人でも、このような状態に立ち戻ることがある。『自閉症だった私へ』という自伝で知られ、自閉症について理論的な著作もあるドナ・ウィリアムズは、疲れているときに街灯の光に吸い寄せられる経験を描いている。

私は光り輝く神のシンボル〔ピンクの街灯〕の真下で、次第に深く深く催眠状態に陥っていき、その光の「内側」に入っていってしまった。（……）私はその色のなかへ、まっすぐ飛び込んだ。その色の本性を感じ取ろうとし、その圧倒的な存在感のなかで次第に感覚を失うにつれてその色になった。一色一色が、私のうちに違った感情を呼び覚まし、それと共鳴し合った（……）。（Williams 1996a, 邦訳二八頁。訳を訂正した）

このように感覚的印象に共鳴する状態が、恐らく自閉症児の経験世界の出発点となる。他者がいなくなり、事物の対象性・文化的意味が失われ、自己感とくに身体感覚も失われて、紅色とそれが触発する恍惚とした快感だけが経験野を占めることになる。(3) 以下、体 Leib(4) の感覚の不在と対象の不在の仕組みを確認し、それが美しい模様の世界を生み出すことを見てゆこう。

## 体のない世界

クーラーの音が止んだときにはじめて今まで送風音が鳴っていたことに気がつくことがあるように、光や音は受容していても気がつかないことがあるが、視線を受容したときには気がつかざるを得ない。感性的印象の触発の場合は、作動していても気がつかないことがあり得るが、視線触発は（いったん触発に気づいてしまうと次からは）作動すると必ず触発するという点で特異な触発である。加えて、向かってくるベクトルであるために、自分の体の在処を指し示すことにもつながる。この二つの性格ゆえに、視線触発は運動感覚と身体感覚を覚醒するのである。

重度の自閉症児のように視線触発そのものが作動していない場合、あるいは作動していても弱い場合は、そもそも自己身体感覚が十分に覚醒していない可能性がある。大まかに言うと、自分の体を内側から感じていないのである。彼らは、きわめて限られた身体感覚を持ち、これを感覚遊びの中で確認し続ける。たとえば頭をたたき続ける行為は一見自傷行為に見えても、それによってかろうじて成立している体の感覚＝自己性の感覚を確保しているのだとも言われる。それ以外の場面では自分の体には気がつかないか、あるいは気づかれるのは限度を超えた侵襲だけである。侵襲とは、組織化できない感覚がもたらすパニックであり、このとき体は秩序・統一を失う。

しかも気づきと侵襲の限度は定型発達とは異なる基準を持つ。たとえば転んでも痛みを感じないのにくすぐられるとパニックになる、といった具合である。

物理的な近さという侵襲の嫌悪感や、物理的な衝撃をのぞけば、空中に浮かぶ無数の丸に熱中して催眠状態に近かったわたしは、自分の体に対する知覚がほとんどなかったのだ。（Willams 1992, 邦訳二九六頁。一部改訳）

私は、一歩ずつ歩くために、頭で「自分は現在、歩いているのだ」と考えないといけない（……）。（Gerland 1996, 邦訳二八頁。一部改訳）

私はトイレに行かなければいけないというのを感じることが出来ないため、いつ行くべきか、常に頭で考えて計算しなくてはならなかった。（……）何も感じない。何も。何も。何も……そして、初めて気づいたときにはもう緊急事態で、すぐにトイレを見つけなければならない。（Gerland 1996, 邦訳一三〇頁。一部改訳）

私は自分の身体の各部位がどうつながっているのかが知覚できていないし、動くときには体をどう使えばいいのかも理解していないのに、闇雲に動いたらけがをしてしまうだろう（……）。（Gerland 1996, 邦訳一九〇頁。一部改訳）

自閉症者には皮膚感覚にトラブルがあり、自分が座っているいすや、持っているものの端（境界）を感覚で判断出来ない（……）。（Grandin 1995, 邦訳四七頁。一部改訳）(5)

そっと軽く触れられると、神経の先端が残らず縮んで震え、神経系全体が悲鳴を上げる。（……）〔くすぐられると〕私はパニックに陥って正気を失うので、見ている子どもたちは、怖がりながらもますます調子に乗るらしかった。（Gerland 1996, 邦訳三七頁）

一部の自閉症者における極度の不器用さ、あるいは筋肉の緊張の弱さ（くねくねしてすぐ転び、転んで強く打っても痛がらない）、「自分の体がどのようにつながっているかわからない」あるいは「皮膚と事物の境界がつかめない」といった証言は、運動感覚の触発（体験化と組織化）が未熟であることを示している。(6) 自分の体が体験されない以上、自己と他者、自己と事物が区別されない。正確には自他未分ではなく自他不在である。これが感性的印象との共鳴の内実である。

## 対象のない世界

この場合、他の人がいないだけでなく実は外的な対象としての事物も存在しない。理由は三つある。まずは、内面と外的世界という区別が生じていない。自己の体験という境界設定がないところでは非自己もない。

二番目に、定型発達の大人の場合、世界内で出会う対象は常に文化的・歴史的に分節されているが、言語を持たず他者に出会わない以上そのような分節を重度の自閉症児はもたない。車や電車にこだわりがあっても、（人を運ぶ乗り物としての）自動車というものの社会的意味・機能を理解しているわけではない。だからブーブーと言いながら車に見立てて走らせて、自動車レースごっこをするわけではない。

三番目に、彼らは細部重視の感覚を持っているため、全体の布置を知覚しない。部分の形に目がいくので、対象はその全体として捉えられることはない。たとえばミニカーのタイヤを至近距離から注視する。あるいは人全体を捉えるのではなく人が着ている衣服のボタンやファスナーなどにこだわるのである。こうしたことから、彼らは細かい事物の単純な模様や運動のパターンによって構成された世界を生きていると想定される。

このとき経験は感性的直観以外の次元を持たない表面的で一次元的なものとなるであろう。さしあたっては経験がまだ重層化していない単純な世界として、重度の自閉症の世界を理解することができる。

## 純粋な美の世界

次に、この感性野の純粋な自己組織化を情動性(7)という側面から考える。先ほどのウィリアムズからの引用で、紅色の街灯に恍惚とする場面がよい例となるだろう。視線触発もなく対象もない世界では、対人関係の関係する感情は触発されない。つまり憎しみや愛情、悲しみといった感情はなくなる。出発点として、情動性のなかで少なくとも快と不快が保証されるだろう。快と不快は、感覚の調和と混乱および強度の受容の度合いに基づくと推測される。つまり快と不快、調和と混乱から体験世界が成り立っていることになる。しばしば見られる自閉症児の極端な偏食は快不快の原理が裸出していることを示している。不快なものは排除・回避し、快適なものを摂取するのである。

以上の特徴の結果、しばしば「事物との一体化」と言われるような状態が生まれることになる。これは自己感のない状態で単純なパターンだけが意識を占めている状態である。

しばらくすると私は、自分が望むあらゆるものに一体化できるようになった。例えば壁紙やじゅうたんの模様、何度も繰り返し響いてくる物音、自分のあごを叩いて出すうつろな音などに。人の存在さえ邪魔ではなくなった。飛び交うことばは低くうなる雑音となり、話し声は、寄せては返す音の連なりでしかなくなった。（Williams 1992, 邦訳二六頁）

多くの高機能自閉症を持つ人が、この体験を美しいものと表現している。感性的印象が運動感覚や視線触発と結びつくことなく、そして言語とも結びつくことなく意味を生成するとき、それは美と名づけられるのであろう。このような世界はまさにカントが『判断力批判』で議論したものである。カントが示したとおり、美とは（形を作り出す力である構想力において）感性の自己組織化が生み出す快である。つまり概念による規定なしに（そして同時に自我のかかわりなしにひとりでに）感性的な形が生成する。(8) 自ずと形が生成し変化する中で、経験は連続性を保つ。この経験そのものは否定性の介在しない肯定的なものであり、本人にとっては快適でポジティブなものである。常同行動・こだわり・感覚遊び、などと呼ばれる自閉症児の行動、すなわち、頭を叩き続けたり、水滴を見続けたり、ひもを回し続けたり、ミニカーのタイヤを注視し続けたり、といった同じ感覚を再現する行動は、それ自体としては障害でも欠損でもない、快適で美しい体験のはずである。これを人間の可能性のひとつとして位置づけることができる。定型発達の人においても、風景に見入っている場合のように、条件が揃えばこれと似た美的触発の世界が成立する。

コンディヤックをはじめとして、カント、ヘーゲル、フッサール、メルロ＝ポンティなど、近代西欧の哲学者の多くが感覚を議論の出発点としてきた。しかし実は自閉症児にとってのみ、純粋な感覚の世界が経験の出発点となる。定型発達にとっては純粋な感覚というのは出発点ではなく、抽象作用の結果得られる帰結である。言語や自我、悟性、対人関係をかっこに入れたときに出現する可能性の極限値の一つである。たとえば二〇世紀の抽象芸術の冒険は、この極限値を可能性として追求したものとして特筆されるだろう。カンディンスキーの神話的な逸話によれば、写生をしていたキャンバスを間違って横向きにおいたときに、「なんだかわからないもの」が描かれているのを見て、つまり事物の対象性が剥奪されることで、彼は抽象の世界を発見することになる。対象から出発して、自閉症児と同じような純粋な形態と色の戯れへと遡行するのである。

そして自閉症児の描画は、一見文化的な対象を描いているとしても、その文化的な意味は持っていない（第四章の写真を参照）。純粋に形象に迫ろうとする衝動を持っている点で、セザンヌが模写を通して事物の対象性を剥奪し、図形へと還元しようとした衝動とよく似ている。あるいは先ほどのウィリアムズの紅色の光に没頭する体験は、モネやターナーのもつ、知覚野を色彩の運動に還元しようとする衝動とよく似ている。ウィリアムズが、街灯の知覚から紅色の触発へと遡行するように、モネにおいては睡蓮が水色の色彩の触発に、ターナーにおいては海の嵐が色彩の運動へと遡行するのである。もちろん画家たちは二〇世紀以前からそのような純粋な美的触発へと誘惑されていたのであり、カラヴァッジョの斜めに注ぐ光やフェルメールの黄色を思い起こすこともできる。

## 純粋な受動的総合としての自閉症の世界

ところで、フッサールは、音がひとりでに連合してメロディーを形成し（時間的連合）、いくつかの光の瞬きがひとりでにひとつの星座をなす（空間的連合）仕組みを詳細に明らかにし、受動的総合と名付けた。[9] 感覚刺激に没頭する自閉症児の世界は、このような感性野がひとりでに組織化する現象が、純粋な姿で実現している状態である。フッサールの記述は、「ヴァイオリン」や「遠くの街の明かり」といった自我の作動を前提とする文化的事象として記述せざるをえなかった点で純粋ではないが、これは必然的な結果である。言語能力を持つ現象学者にはこのようにしか記述できないのであり、反省という方法の限界である。[10]

自閉症児の感覚遊びにおいて、フッサールが描こうとした「受動的総合における自我不在」の意味が明らかになる。受動的な感覚連合に身を任せるとき、子どもは「ミニカー」という文化的な意味を持たないばかりでなく、自己意識が成立していないため、文字通り「われを忘れて」、タイヤと大人が呼ぶ黒くて丸いものの回転に没頭する。すでに見たように、彼らは運動感覚への気づきを持ちにくいので、自ら動かしているという意識を持っていないと思われる。このような能動的自我の解除と身体的な自己感の欠如、[11] あるいは自我未成立の現象こそが、感性的印象が自己組織化する受動的総合が裸出する経験である。

自我を解除した状態で同じ感覚を反復する行動である常同行動を、自我を持った大人が観察したときには、（自我が現実世界とのコンタクトを失って）空想に没頭しているようにも見える。そこで解離現象として記述されてしまいがちであるが、実際には自我からの解離という否定的経験ではなく、自我が生まれていない段階での感覚の自己組織化に充足した状態である。こうして常同行動を、否定性を介さずに記述する現象学的な基盤が得られた。美的触発であり、感性野の純粋な自己組織化としての受動的総合がそれである。(12)

## 3　視線の誕生と世界変容

今まで他の人の存在に気がつかなかった自閉症児にとって、人と目が合うようになる経験とは、感性的印象だけでできた一次元の世界から、いままで全く存在しなかった次元が出現し、そこへと突入する経験であると言える。単に他者の存在に気づくというだけの問題ではない。「見えるもの」だけに触発されていた段階から、体（運動感覚や情動性）という「見えないもの」の次元を形成する段階、つまり体の触発が生成する段階へと跳躍するのである。このとき視線触発の次元と、身体触発の次元、双方が新たに生成することになる。それゆえ自閉が和らいで他者の存在に気がつくようになるという出来事は、彼らにとっては全く想像すらしなかった新たな次元へと跳躍する、放り込まれる経験であろう。経験はその構造を完全に組み替えることになる。このとき世界の現れ方は完全に変容する（河本 2007）。

子どもが新たな次元に参入すると同時に、以前から成立していた次元もその意味づけが変化する。

自己組織化はするけれどもこちらにむかって迫ってくることはない感性野のなかに、「こちらに向かってくるベクトル」が生成し、それを中心として感性野が再編される。こうして生き物と無生物の区別が生まれる。

視線触発の成立に伴って応答関係が生じるので、自閉症児と向きあう私たちもいままでとは異なる体験をすることになる。子どもが意図を持ってこちらに向かってきたり避けたりすることで、子どもは私のことを人として扱っていると感じられるのである。このとき、今までは空想の世界に没頭しているかのように見えた子どもの目が覚めたように感じられることがある。常同行動が一見夢遊病のように見えるのとは逆の現われである。

視線触発が自己身体の触発を自覚させる証拠となる事例もある。このように「目覚めた」子どもが、自傷的な常同行動をやめることがあるのである。ある重い自閉症の少年は、常に手の甲で額を叩いていたために、いつも赤く大きなこぶになっていた。ところが数ヶ月後に再会してみると、周りの人との関わりに覚醒するようになっていた。端から見ていても、以前は常同行動に没頭していてぼうっとしているようだったのが、すっかり目が覚めたような顔つきになっていた。それと同時におでこを叩くのをやめたのでこぶが治り、トイレの自立もできるようになった。恐らく以前の彼はおでこの刺激でかろうじて自己感を保っていたのだが、視線触発の覚醒によって、別の仕方で自己感を獲得し、さらには排泄など自己身体の様々な感覚の覚醒に成功したために、もはや額を叩く必要を失ったのである。相手への覚醒と自分の体への覚醒は連動しているのだ。

# 第二章　視線はなぜ怖いのか——感情の図式化と間身体性

## 1　視線恐怖

多くの自閉症児は、初めのうちは相手の存在に気がつかなくても成長に伴って気がつくようになる。つまり目が合うようになる、あるいは視線に気がついたがゆえに目を避けるようになる。そして呼びかけに応答する。最終的には指さしをし、相手と視線の方向をあわせて同じものを見つめられるようになる。

「目が合う」とは相手（そして「見つめられる」自己）に気づくようになることである。目が合うようになった子どもでは視線触発の次元が誕生している。相手との関わりの次元を創りだしている。しかし視線触発が誕生するだけでは、まだコミュニケーションは成立しない。

目も合わず他者というものを知らない重度の自閉症児から、他者の存在に気づいているけれども視線を怖がる自閉症児、あるいは特に視線を怖がらないがコミュニケーションにぎこちなさを残す自閉症児など、さまざまな状態がある。目が合うようにならない限り相手の存在には気づいているとは感じられないし、当然他人に感情があることもわかっていない。しかし目が合うようになっているとしても他の人の感情を表情から読みとれるとは限らないのである。すでに他の人の存在に気づき、かなりの程度会話が成立する自閉症児でも、他者の感情や思考を感じ取る能力を問う「サリー・アン課題」と呼ばれる心理検査に通らないことがある。(1) あるいは通っても明らかに定型発達とは異なる方法で、つまり直観ではなく推論で回答している。

この段階の自閉症児は目が合うことに対して大きな恐怖を感じることがある。次はあるアスペルガー障害を持つ大学生の手記からの引用である。

私が人間種を拒絶する背景には彼らをどう扱うのかについての完全な混乱と恐怖がある。アイコンタクトは物理的に苦痛だった。なぜ人は互いにそんなに気軽に見つめ合うのだろうか。無神経な侵入のように思えた。人間の接触も同じことがあてはまった。(Prince-Hughes 2002, p. 54)

この引用の場合、目が合うという経験は確かに成立しているが、それによってむしろ対人関係は不可能になっている。そして体そのものを解体するような経験として生起している。視線が怖いため、教室では必ず最前列の窓がわに座ると決めている大学生に出会うこともある。視線触発は体の触発を伴うことで、次節で論じる**間身体性**という次元を形成するが、これがまだ秩序をもたないために苦痛として体験される。新たに生成した間身体性の次元の触発が、ブラックホールのように体験されている。視線触発がパンドラの筐を開けたのだ。

間身体性が作動しているけれども組織化され秩序付けられていないときには、視線触発が侵襲として体験される。この侵襲を避けるために、たとえいったん視線触発の次元が生成したとしても、自閉症児はもう一度常同行動の中に引きこもり、二次的な自閉を形成することも多い。

ある体験が侵襲として感じられるときには、自閉症に限らず二つの特徴がある。ひとつは、その体験が了解不可能であること、つまりわけのわからない何かが押し寄せてくるように感じられることである。第2節では、この了解可能性の仕組みを論じる。もうひとつは、迫ってくる事象に対して距離が取れないことである。「外部」として定立できない事象は、私を脅かす。この距離は第3節で論じる自分と相手の区別の成立と連関している。

## 2　感情の理解

### 間身体性と感情表現

定型発達の場合、他者の感情を類推する前にすでに感じ取っている。勘違いかもしれないが否定しようもなく、相手の感情を感じ取ってしまう。同時に相手の緊張や運動の方向性についても、考えるまでもなく感じ取っている。考える前に反応している。出会い頭にぶつかりそうになるのは、お互いの自発的な反応の結果である。事物に対してはそのようなことは起きない。

大事なことは、このような相手の感情や運動の感じ取り（あるいは生成そのもの）という現象は、主に視線触発の中で、向きあう中で生成するということである。向きあっていない場合は、お互いがよけ合ってぶつかるということはない。視線触発が形成する固有の次元の中で、相手の身体性が生成し、体験されるという現象が生起する。このような次元が**間身体性**である。相手の運動や感情が私の体において直接体験される。すなわち相手の身体性は私の身体性における動揺・触発（緊張や安心感など）として直接生成する。私のものにせよ相手のものにせよ、情動性と運動感覚は触発しなければ体験されないが、視線触発と連動して生成するときには相手の情動性と運動感覚がある仕方で必ず私の体を触発し、そして体験される。

定型発達の場合、例えば目があった瞬間にどきっとし、何らかの緊張感・反応が惹起される。このように間身体性に次元転換した視線触発は、感情表現として体験される、つまり表情・身振りとして意味づけられる。目が合うとは、なんらかの漠然とした仕方で他者の感情や意図（未来の運動）を感じ取ることである。つまり視線触発が情動性と運動感覚の触発を誘発するのである。自己の感情や体の緊張への気づきの生成において同時に、相手の感情や運動も生成し、大まかに感じ取られる。つまり感情や運動（空間）が下書きされる。間身体性とは、私と相手の体における情動性や運動感覚の可能性の地平を包含する次元なのである。ある程度相手の感情と運動の下図を描けない場合は、わけのわからないものがこちらに向かってくるのに何をするかわからないので恐怖を感じる。ホラー映画の恐怖は、向かってくる他者が何であるかわからないことに由来することも多い。不意打ちの恐怖もこの不可解さに由来する。仮面や昆虫の怖さも同じであろう。そして、恐怖は鳥肌や震えのような身体的な現象をともなう。

ここから、身体運動と感情は絡み合っていることがわかるだろう。情動性自体は体験されないまま作動する可能性もあるが、感情として体験されるときには運動感覚・身体感覚と接続する。定型発達においては、ほとんどの感情は誰かによって触発され、誰かに向けられている。感情は視線触発によって形成される体験野において組織化される。[2] 視線触発は相手の表情、私の表情へと分節されつつ間身体性の中で現出する。この視線触発と知覚の浸透は、視線、表情、接触、声音などといった形で現出するが、このとき顔や声の形象化は同時に、視線触発と運動感覚と情動性の触発そして組織化の運動でもあることになる。

ここで視線触発は、情動性と運動感覚の「触発のきっかけ」と、「組織化の軸」の機能の二つを果たすことになる。

1.「触発のきっかけ」というのは、そもそも体験されない情動性や運動感覚が幅広く作動しているのに対し、視線触発においては否応なく感情と運動を触発し、体験化してしまうことを指す。体験されない視線触発というものはない。目が合っているように思えても実際には相手の存在に気がつかない自閉症児は、単に視線触発がないのである。触発・気づきというものの起源が視線触発であるという確証はないが、気づきはたとえそれが自分自身の身体運動や感情についてのものであっても、視線触発と密接な関係を持つことは間違いない。

2.「組織化の軸」というのは、相手から向かってくるベクトル（あるいは二次的には相手に向かうベクトル）を軸として、多くの感情と運動が組織化するということである（美や快不快のように視線触発を軸としない感情も一部にはある）。憎しみや愛情には、たとえそれが妄想であっても相手がいる。情動性が視線触発という体験化の媒体、組織化の軸を持たないと、パニック・行動化・身体化といった非組織的かつ非体験的な表出となる。間身体性という次元のもとで初めて組織化と気づきが可能となる。視線恐怖とは、間身体性が次元として成立し触発したけれども、組織化していない状態であると考えられる。

## 図式化

相手の表情は単なるかたちではなく、相手の運動感覚や情動性の現出、間身体性の感性的な表出でもある。このとき、もう一段階新しい運動が起こる。間身体性という次元自体は視線や声、触発に媒介されているが、それ自体は知覚できるものではなかった。ところが同じ現象を、感情表現として捉えたときには、知覚の媒介を視野に入れてさらに高次の次元が形成されることになる。「見えないもの」が「見えるもの」に変換されるときに起こる組織化の働き、具体的には、それ自体では知覚できない情動性や運動感覚といった諸次元が浸透し合いつつ、統一事象として身振りや表情として分節・現出する運動を**図式化**(3)と名付ける。

他者の視線のもとでは、知らぬ間に私は他者を情動的・運動的にある秩序を持った仕方で組織化している。図式化においては、視線触発と情動性と運動感覚の成分を分離することはできない。図式化とは複数の次元が組織化しつつ浸透しあい、知覚野において高次の統一された現象を形成する運動のことを指す。それぞれの次元が変質しつつ組織化し、高次の次元を形成する。これが図式化の運動である。視線触発と諸次元の図式化は異なる現象であるが(4)、定型発達者では一般に連動する。視線触発は、情動性と運動感覚による触発を誘発し方向付けながら、両者の図式化に浸透する。図式化においては、顔の形という感性的な形象が、それとは異質な運動感覚や情動性と浸透する。日常的にはこの浸透を自明のものとして生きるわけだが、全く関係のない現象の次元が連動するわけであるから、現象学的には自明のことではない。

### 自閉症における感情理解

ところで自閉症児では、相手の存在には気づいているけれどもどのような感情を持っているのかはっきりとはわからない段階がある。つまり視線触発は生成しているが、組織化が作動していない段階である。自閉症児の「視線恐怖」・「感情の読みとりの困難」の段階において欠損しているのは他者の表情・身振りの情動的組織化である。ある程度成長した重めの自閉症者では、そもそも感情や運動の分節がその可能性すら生成しないまま，つまり他者の感情や運動を大まかに押さえることもなしに，純粋に目が合う経験だけが生起しているように思える。このとき視線触発は了解不能な不意打ちとなる。実際自閉症者は不意を打たれることが多く，そして不意打ちに非常に弱い。視線触発はすなわち情動性や身体感覚の触発を覚醒するが，これが秩序を持たないので触発は混乱・恐怖として体験されることになる。図式化を欠いた視線触発は恐ろしい体験である。さらに成長すると，混乱に対抗する対処法を見いだす。定型発達とは異なる戦略，つまり図式化とは異なる方法を用いて，気づかれた情動性や運動感覚を理解しようとする。

これらの段階の特徴をフィールドワークで得た知見に基づいて，いくつかの場合に分けて考えてみる。網羅的なものではないし，一人の人が以下のリストのいくつかの特徴を持つことがある。

1．他者の不可解な感情と予測不能な運動におびえる場合。定型発達における仮面や昆虫，ホラー映画に対する恐怖と同じように，「こちらに迫ってくるにもかかわらず（つまり視線触発は生成・誕生しているのに），感情が了解できない・動きが予測不能である場合」には恐怖が生じる。

誰かが急に私の方に身を乗り出すと，私はひどく驚いておびえることがあった。上から何かが落ちてきて，押しつぶされる感じだった。それでも私は逃げたりよけたりしなかった。パニックはすべて，私の中だけのことだった。（……）私の身体はどこ？　上はどっちで，下はどっち？（Gerland 1996，邦訳二七頁。一部改訳）

このとき視線は不気味で侵入的となりうる。視線触発は必ずこちらに向かってくるベクトルであり、つまり境界や秩序を持たないとすなわち侵襲的になる。「わけのわからないもの」が「侵入してくる」のである。

このことは療育において柔軟な対応を要求する。他者の存在にほとんど気がついていない重度の自閉症児は恐怖を持たないので、五感を使って、つまり手を肩にかけて、目を無理にでも合わせて、声をかけて、相手の存在に気がつかせるようにすることは大事であろう。しかし、すでに対人関係を形成している、特に高機能の成人の場合には、アイコンタクトを強要することが非常なストレスとなりかねない。そのような場合は、無理に視線を合わせることを勧めないほうがよいように思われる。筆者自身、視線恐怖のために授業に出席するのが困難になってしまった自閉傾向を持つ学生に何人か出会っている。彼らはしばしば、「目を見て話しなさい」というしつけを受けてきており、しかもまじめであるためにそれを守ろうとしてかえって苦痛を増していた。「目を見て話さなくてもよい」とアドバイスすると、彼らは安堵する。(5)

2．過度の愛着。視線触発を生成した段階の自閉症児の場合、愛着が成立しないのではなく逆に過度になることがある。感情を了解しながら安定した人間関係を保てる他者が限られているので、たとえば母親やカウンセラーに過度にしがみつく。境界の組織化の弱さが、侵襲ではなく、過度の愛着・未分化につながっていると思われる。(6) そのとき他の他者は了解不能な恐ろしいものになる場合がある。

3．「笑っている」「泣いている」とはわかっても、感情の機微・理由はわかっていない場合。ある程度は組織化できるが完全にはできない段階と言える。[7]後述の「感情の暗記」の場合と重なることもある。[8]

4. 相手の多様な感情を、自分にわかる単純な感情に還元する場合。アスペルガーや特定不能の広汎性発達障害の場合は、喜怒哀楽といった大きな区分の感情は自他について了解しているが、それ以上の細かいニュアンスの了解が苦手であることが多い。そのため相手の感情をかえって誤解し、自分の感情もつかめないことがある。[9]とりわけ相手や自分の複雑な感情を、怒り・憎しみや愛情といった比較的単純な対人感情へと還元することが多いようだ。親切にされると簡単に恋愛感情を向けられたと思いこんだり、次にニュートラルな態度に変わると「嫌われた」と思いこんだりする。一見恋愛妄想や被害妄想のように見えるが、実際には視線触発の組織化の困難に由来する。なおこの場合、いじめや家族環境の問題で、幼少時から苦痛を伴う関係を繰り返している場合があり、発達障害に由来するメカニズムと外傷体験のパターン化が混合していると思われるケースも見られる。

5. 感情の一覧を暗記する。自閉症児は情動的な触発が弱い上、感情と運動が浸透しにくいので、定型発達とは異なる戦略を使って感情を理解しようとする。健常者では、情動性と運動の浸透を直接（前概念的に）感じ取るが、自閉症者の一部は、表情と感情を記号として扱い、顔のパーツの形と単純な感情の概念（うれしい・悲しい）の対応関係をパターン的に暗記する。たとえばアスペルガー障害を持つ藤家寛子は、私は毎日、人の表情と声とを手がかりに生活をしているわ。皆さんが考える「表情」と「声」とは、少し意味合いが違うかもしれないわね。私の言う「表情」はもっと緻密で、顔の筋肉の些細な動きまで含んでいるの。「声」はたいていの場合、大きさがポイントになるわ。リズムやアクセント、声の線の太さといったものも重要な手がかりね。（藤家 2004, 七九頁）

と言っているが、彼女は感情を読みとるのが得意なわけではない。

私は人の「表情」を読むのが苦手でいつも困惑してしまうの。（……）「不機嫌」は「怒る」と似ているから、私は勘違いをしてばかりだったわ。（同書八〇頁）

この例は実は、図式化という「表情を視線触発に基づく情動性と運動感覚の組織化の痕跡として受け取る」という定型発達のやり方、とは異なる方略をよく説明している。藤家は微細な視覚能力を生かして、顔の形の変化に対応する「感情」を類推するのである。事実、藤家は感情と顔の形の対応関係の一覧表を作って対応している（同書八一頁）。運動感覚と情動性が、自ずと組織化し感じ取られる図式化に代わって、顔のパーツの形や運動の知覚と、暗記した感情の一覧表を野球のサインのように対応させる方法である。

図式化は自己と他者の区別をともなう。視線触発そのものはベクトルなので、「私のここ」と「あなたのそこ」に局在化しない限り、両極の「区別」という契機はない。この局在化の仕組みについては第四章で分析する。組織化され・体験化される以前の作動においては、情動性も運動感覚も局在化していない。それゆえ自他の区別が成立するのは自己身体・他者身体が統合されるときである(10)。

## 3　自他の区別

ゆえに組織化が弱いと自他の区別もあいまいになる。視線触発はあるのに組織化が不完全な場合、相手と関わっているのに自他の区別が弱いわけだから、誰だかわからない他者に侵入される感覚が生まれる。視線恐怖においては単に相手が不気味なだけでなく、侵入してくるように感じているのである。いくつか相関する事象があげられる。よく観察される事象を取り上げその構造を考えてみよう。

人を避けるのではなく不用意に近づいてくる子どもの場合は、視線触発の組織化の弱さゆえに、感情に応じた距離感、場に応じた距離感の創設が生じていない。人間関係の距離感はもちろん文化的な規定を強く受けている。しかし、人間関係の文化的な規定（習慣、モラル）も、視線触発に基づく感情の組織化を基盤として形成されている。くわえて自閉症児は単に文化的な規定になじみにくいだけでなく、家族、親友、普通の友人、恋人、単なる知人といった人間関係の質的な差異化が弱い。親しさという情動性の組織化は、自他の身体間の距離を決定する。つまり定型発達の場合自ずと生じる様々な対人関係の様態の差異が、自閉症児では弱い。状況や関係に応じた適切な自他の距離感の創設もまた図式化の一側面である。

この段階では、人の顔を覚えにくいことがある。

私は、帰り道で意地悪をする少年たちが誰なのか、知らなかった。私には顔が見分けられなかった。みんな空っぽの男の子の顔で、混じり合うばかりだった。（……）いじめっ子の顔がわからないのは、自分が人の顔を覚えられないせいだなんて知らなかった。(Gerland 1996, 邦訳一〇七頁)

顔を認識できなかったということも、私の社会生活を困難なものにした。(Prince-Hughes 2002, p. 21)

定型発達でも、たとえば学生食堂で昨日使ったコップと今日使ったコップが同じものであるかどうかは誰にもわからないであろう。並べて見比べれば明らかな差異があるかもしれないが、かといって差異の認識が個体の識別に役立つわけでもない。自閉症児の顔への関係はそのようなものである可能性がある。形を見比べれば明らかに違うのはわかっているけれども、食堂のコップと同じで個別性の認識にはつながらない。顔の個性は形の個別性ではなく、本来視線触発と身体性の個別性に由来するからである。人間の個別性は形態と位置によって決まる事物の個別性とは異なり、視線触発との関係において生まれるのである。

自閉症児は視線の触発を核とした表情全体の組織化ではなくパーツごとに顔を知覚している。たとえば、ある少年は、筆者の似顔絵を描く際に、定型発達の描画のように輪郭と目から描かずに、髪、めがね、耳、鼻、口、と上からスキャンするように描いた。輪郭もパーツのスキャンと合わせて少しずつ描いていた。別の少年は、父親の全身像を描く際に、立像であるのに横向きに描き、しかも足から描き始めた。このような事例は、彼らが身体像をどのように見ているか、ということをよく示している。顔は特権的な意味を持っていないし、場合によっては身体の方向性も感じられていないのである。

## 4　間主観的独我論

すでに明らかなように、対人関係の構造は単一のものではなくて、複合的な構造であり、自閉症と定型発達ではその組み合わせ、発達の仕組みも異なる。さて、このとき自閉症児においてはしばしば不思議なことが起こる。彼らは対人関係が成立しているにもかかわらず、自分一人しかいない世界に住んでいるかのように振る舞うことがある。他の人がいないかのように、あるいは他の人も自分の思い通りになるかのように振る舞うことがある。彼らは目も合うし、言葉を話せることも多い。ある程度感情も了解できる。少なくとも常同行動に閉じた状態ではない。このような「対人関係があるのにひとりぼっちでいる」状態を「間主観的独我論」と名付けてその仕組みを考えていきたい。

独我論とは、そもそも哲学上の立場である。外部の世界は全て私の意識が作り出した夢か幻に過ぎない、実際に存在するのは私自身、私の意識だけであるという立場である。フッサール現象学の場合は、外部世界の成立の仕組みを考えるために方法上、いったん外部はかっこに入れて私の意識現象だけの次元に遡行して記述を行う。これが超越論的還元であり、ここで生じる方法上の独我論が超越論的独我論と呼ばれる。さて、本書で問題にしているのは、このような哲学上の方法としての独我論ではなく、現実に生きられた独我論、経験的に成立した独我論である。自閉症児の場合、実際に外部世界を外部として認めない場合があるのである。注意しなくてはいけないのは、彼らは成長に伴って外部世界を発見・創設するのであり、可能性としてはもともと外部への回路を持っているということである。つまり超越論的な構造においては独我論ではない。

本節の眼目は、外部性の成立が、対象志向性の成立ではなく、それ以前に対人関係の発達を前提としている、ということを示すことにある。外部世界の成立は、非常に複雑な仕組みを持つ（第四章）。間主観的独我論にもいくつかの段階がある。例を元に、考えてゆきたい。

## 4 間主観的独我論

### 潜在的な視線触発

最重度の子どもの場合は、経験的に完全な独我論が成立しているように見える。いかなる呼びかけにも反応しないからである。フランスの精神分析家アルーシュがフェルディナン少年と行った一六歳の時から二〇歳までの心理療法の記録がある。フェルディナンは一八ヶ月の時に扁桃腺の手術を麻酔なしで受けたことがきっかけで、折れ線型あるいは小児崩壊性障害[11]であると思われる重度の自閉状態に陥った（Allouch 1999, p. 59）。アルーシュは、手術以前は健常だったと述べているが、とはいっても、泣かない、周りに関心を持たない、病気をしない、など自閉症を思わせる特徴はあったようである。生後一八ヶ月という時期はちょうど折れ線型（一歳台前半）と小児崩壊性障害（二～三歳）の発症時期の中間である。そのため、フェルディナンの特徴も、注意の転導の激しさや秩序のない描画（*ibid.*, p. 61）などに折れ線型らしさが見られるが、きちんと整った歩行や常同行動（*ibid.*, p. 62）などは、折れ線型より行動にまとまりがある小児崩壊性障害の特徴である。彼は、五歳の時に再び発語をはじめる。しかし要求をすることはなく、オウム返しであった（*ibid.*, pp. 60-61）。いずれにしても、知的成長が非常に遅く言語発達の遅れや制限された常同行動が持続するという、折れ線型・崩壊性に特徴的な経過をたどっている。

一六歳の時に、アルーシュのグループセラピーのセッションを受け始めて、簡単な運動・ダンスなどを数人で行いはじめていたが、やはり大きな変化はなく、発語も伸びなかった。ところが、一九歳の時ちょっとした事件が起こり、それを境に彼の発語、とくに相手に向けて要求する発語が突然伸び、また対人接触を強く求めるようになる。その場面を引用する。夏期休暇が終わって新年度が始まる場面だが、フェルディナンが指示に従ってメンバーと協調した行動がとれないために、セラピストはグループセラピーをあきらめようかと考えていたときのことである。

こうして、若者たちはみな輪になって、集会所の広い部屋に座っていた。私は一人ずつみんなに、新しい年度の「身体の技術」の時間に何をやりたいのか訊いていった。フェルディナンのところに来たとき、私は彼の「順番」を飛ばした。私は彼に何も尋ねずに、彼の左の子に声をかけた。驚いたことに、フェルディナンは興奮して、手を挙げる動作をして、顔は真っ赤になって、目をかっと見開いた。高い緊張した声で、「エリアンヌ〔セラピストの名前〕とジャンプ……」と言った。

(*ibid.*, pp. 65-67)

フェルディナンはジャンプが得意で、同年代の青年たちよりも高く飛べた。本人もセッションではそれを楽しみにしていたのだった。とはいえ、今までは一緒にいるのかいないのかわからないような状態で、周りのメンバーのことを気にする風でもなかった。そもそも自分から要求を言葉にしたことがなかった。ところが、自分の番を無視してセラピストが他の子どもに声をかけたときに、彼はかんしゃくを起こしたのである。

自閉症の子どもはしばしば、指示に従う場合でも、まるで天から指示が振ってきて、それに従ってロボットが動くように行為しているように見えることがある。フェルディナンの場合も、それまでは声かけに注意をはらっているようには見えなかったのだが、無視されたときに初めて相手に向けて反応したのである。この事件をきっかけとして、フェルディナンは周りの人を見るようになり、そしてアルーシュがフェルディナンのことを見ているか気にするようになったのである。と同時に身体的な接触も多くなり、性的なニュアンスが強くなったために、この「身体の技術」のセッションは中断されることにもなる。アルーシュが指摘しているとおり、ジャンプの運動（運動感覚の触発の覚醒）、そして視線や声の受容（視線触発の覚醒）、性的な覚醒は連関し、「彼の身体の筋肉的な「表面」において彼の心的装置の表面を固定し、「スーパーフェルディナン〔スーパーマンに倣ったあだ名〕」と名付けられた輝かしい身体表象へと結実する」(*ibid.*, p. 72) ことになるのである。[12]

　恐らく、この事件以前のフェルディナンの状態は、視線触発が潜在的には作動しているのだが、気づかれていない状態である。言葉を理解してその通りに動くことはできても、相手の声が自分に向けられているということには気がついていない。定型発達の場合、視線触発は必ず気づかれる。自閉症の場合、視線触発が未だ気づかれないままに作動し続けることもあり得る。これがどのような体験なのかは記述が難しいが（まさに作動しているけれども「体験」が成立していないのだから）、視線触発の作動が欠損したときになくなることではじめて気づかれるのである。

　似たようなことは感性の受動的総合でも起こるので、参考にしても良いかもしれない。クーラーの音は、耳には聞こえているのだが、通常は気づかない。ところが突然クーラーが止まったときに、はっと、気がつく (Hua XI, S. 155)。今まで送風音が鳴っていてそれが聞こえていたことに気がつくのである。この例では実はクーラーが鳴っていたという気づきに過ぎないが、フェルディナンのように、視線に生まれて初めて気づいているとしたらそれはいかなる経験だろうか。いずれにしても、クーラーの音は気づかれて初めて空間内に定位される。同じように、フェルディナンは初めて他の人を実在する他者として知覚空間内に定位している。

　無視されたこと（欠損）で生じた視線触発への気づきは、不可避的な経験構造の変容、世界変容となるのである。私自身の観察でも、常同的に没頭していたおもちゃを取り上げて隠したときに初めて、周りの人間の存在に気づく子どもに出会うことがある。感性的触発とは質の異なる触発が覚醒し、経験は重層化・複雑化するのである。そしていったん気づいてしまったらもう気がつかずにはいられない。さらに、この気づきとともに、空間内で「私」と「あなた」が区別され、私と他者が定位される。

　感性的触発と視線触発の違いは、感性の場合、いつでもこの触発しているけれども気づきがない状態に戻れるが、視線触発の場合にはそれが不可能であり、一端触発の仕組みが成立してしまうと、それは気づきを常にともなってしまうということである。

### 対人志向の成立

　自閉症児に特徴的なもう一つの状態として、相手からの視線は感じているのに、自分から相手に向けて呼びかけることができない状態、あるいは相手に声をかけるのが極端に苦手な状態がある。

　その場合舞台を傍観しているような状態になることもある。周りの人に関心があるので眺めているが、自分から関わったり、言葉をかけたりすることはない。まるで観客と俳優が違う世界に属しているのと同じようである。この場合、視線触発は成立しているし、生物と無生物の区別も当然ついているが、自分とは関係しないのである。

あるいは、かなりの程度外部の存在を意識しているが、それが自分の意識の影響力の内側にあるように感じている場合がある。アスペルガー障害を持つ小学生五人のグループで行っている社会技能訓練のセッションだが、指導者の言うことを聞かないSA（小一）に対してH（小五）が怒り出す場面である。共同研究者である鈴木繭子先生によるグループセラピーの事例を紹介する。

（SAは着席せずにカーテンに触り続ける。Hは机に座ったまま）
H：さわったらいかんぞ。
（SA気にせず続ける）
H：（ばんと机をたたき）もう、頭に来る子だ。
H：はりたおすよ。はりたおすよ。いくら何でも。あんた、はりたおすよ。
（しかし、HはSAのほうをちらちらと見るのみで、自分の作業を続けている）
（SAは気にせず、歌いながら歩き回る）
H：一年だからってはりたおすよ。
H：はりたおすよ、あの子。（と立ち上がる）
（SAの隣に行き）
H：おい。はりたおすよ、あんた。
（といいながら手をもち、ひっぱってくる）

〔……〕はじめの「さわったらいかんぞ」との発言では、Hの顔はSAのほうは向いておらず、声も小さいものであったため、SAの耳には入っていないようすであった。その後の「はりたおすよ。……」から「はりたおすよ、あの子」までの一連の発言は、同様に声の方向および大きさは適切ではなく、SAにはまったく届いているようすはなかった。最後にHは立ち上がり、SAの手を引っ張ってくるという行動に出たが、そのときSAはびっくりしたようすでHに手を引かれていた。〔……〕SAからしてみるとHの行動は突然のものとして認識されている。（鈴木 2005, 一四四頁）

HはSAの態度に怒り、叱ろうとするのだが、独り言になってしまい、SAに向かっては言葉が発せられない。HはSAが従わないので怒りが募り、最後には手を出してしまうが、SAとしてはそれまでのHの声に気づいていないので、突然ぶたれたように感じている。

Hのように他者が外部の存在であると同時に、完全には外部のものではなく、自分の意識の勢力圏にあるように感じている場合があるようだ。一見、独り言のように発語する人は珍しくない。半分独我論のようになっている。あるいは自分が考えたことは必ず実現する、あるいは外の世界で生じたことは必ず自分と関係がある、という発想をとる人もいる（一見すると統合失調症の妄想のようだがそれとは違う）。

半年間のセッションの中でHは次第に、相手の気持ちを理解することができるようになり、一方的に自分のルールを押しつけることもなくなっていった。それとともに、相手の目を見て、相手に向けて適切に声をかけられるようになってくる（同書一五〇頁）。こうして意思の伝達がスムーズにできるようになってくる。潜在的に成立していた間身体性が独我論から脱するためには、相手からのベクトルの受容（視線触発）と相手の運動と感情との共鳴（間身体性）の他に、相手へと向かってゆく志向性が必要であることがわかる。この対人関係の発達の三段階目は**対人志向性**と名付けられる。こうして他者が私の外部で独立した存在となる。

# 補論　他者の現象学の再構想

## 1　従来の現象学における他者論

ここで第一章と第二章の補足として、対人関係の現象学について若干論じたい。自閉症論として読まれる場合は、飛ばして第三章に進んでいただけたら幸いである。

定型発達（非自閉症者）の日常において、他者経験とは他者身体の認識である以前に、まずもって目があったり声をかけられたりという出会いの経験である。この経験固有の成分が**視線触発**である。視線や呼びかけは、固有の仕方で触発するのだ。対人関係の基点を視線触発に置く見解は、現象学においてサルトルとレヴィナスのみが支持する少数派であり、大半の論者は異なる意見を持っている。

フッサールは感情移入 Einfühlung という概念を使って対人関係の構造を解明しようとした。(1) その大まかな構造は、知覚された他者の身体が、体として生きているということを感じ取る構造であった。[2]語の印象とは裏腹に、フッサールの議論では相手の「感情」を感じ取ることは問題になっていない。そこでは私の体との類比から出発して、他者の身体像を体として感じ取り、無生物から区別する構造についての詳細な議論が行われている。私は他者の身体と自分の身体の類似性を自ずと感じ取ってしまうために、他者の身体も私と同じように生きている物体で、「心」を持っていると自ずと感じてしまう、というのである。

フッサールの議論においては、他者と「出会う」経験あるいは他者が「向かってくる」経験の特異性が議論されていない。目の前に他者がいるという認識と、その人と眼があったときの経験との差異が判明ではない。しかし両者は経験的にも質が異なり、ということは現象学的にも異なる構造を持つはずである。自他の身体像の類似性、他者の位置に身を置く可能性[3]、あるいは再想起との差異[4]を軸にフッサールが対人関係を考察している限りでは、彼は視線の経験の特異性は考慮していない。フッサールが行ったのは他者経験 Fremderfahrung の現象学つまり認識論であり、対人関係の現象学ではなかった。

メルロ＝ポンティによると、対人関係は原初的な共存在・共現前・自他未分の共同性に由来する。乳児における鳴き声の伝染などに事実的な証拠を求めるのである（Merleatu-Ponty 1997, p. 186-187)。彼はワロンに倣って、幼児の嫉妬や、不安感が高じて目の前の子どもを叩いておきながら、「いじわるなお友達が叩いた」と語る子どもの例を出し、これを自分と他者との同一化・未分化に基づくシンクレティズムという（*ibid.*, pp. 212, 219）。メルロ＝ポンティの言葉ではないが心理学の用語で言うと**共鳴動作**である。

二つの点が重要である。一つは、このような同一化や伝染は視覚的な身体の類似性の認識ではなく、感情と運動感覚の共有に基づいているということ、つまり相手と自分の情動性を図式化して体験する能力が前提とされていることである。フッサールの議論を一歩先へ進めたメルロ＝ポンティの繊細な直観であり、この方向での研究はその後、木村敏の「あいだ」の概念や、後期フッサールを深化した山口一郎の成果へとつながってゆく（木村 1988, 山口 2005）。さらに、空想における身体の機能として間身体性を論じたマルク・リシールの議論も同系列である（Richir 2000）。

もう一つは、メルロ＝ポンティがはっきりとは気がついていない点である。このような共鳴動作が成立するためにも、見られる・触れられる・呼ばれるという直交的で受動的な経験すなわち視線触発が必要であるということである。であるからメルロ＝ポンティの議論でも、必ず目の前にいる人との関係が問題になる。第一章注3で紹介したメルツォフの新生児の相貌模倣の実験は、実験者が新生児の正面に立つことを前提としており、新生児による「相手が向かってくるベクトル」の観取を必要とする。これは新生児においてすでに視線触発が作動していることを暗示している。おそらく直交する視線触発と、並列的な模倣可能性・共鳴動作は対人関係の二つの還元し得ない要素であり、両者が複合して間身体性を形成することで、定型発達の対人関係が成立するのである[5]。

視線触発なしで共鳴の機能が働いたときに、事物からの視線という風に記述されうる体験が生じる[6]。

これは実は視線触発を持たない自閉症児が好きなオブジェを眺めるときに、(定型発達の場合は人の姿を見ると活性化する）ミラーニューロン系を活性化させるのと同じ経験であると思われる（Grelotti, et al. 2005)。つまり事物との交流が対人関係と根本で重なるというわけではなく、自閉症的な経験あるいは芸術家の極限的な経験なのである。共鳴動作だけでは対人関係の特異性を表現できない。共鳴動作は視線触発との連関においてのみ対人関係の仕組みとなる。

サルトルそして続いてレヴィナスが発見したのがまさに視線触発であり、相手から私へと向かうという具体的な対人関係の持つ固有の構造である。ただし『存在と無』でのサルトルの問題点は、自他を対象として定立してしまったこと、別の言い方をすると対人関係の構造と認識の構造を混同してしまったことである。そのため、「主体としての他者との根本的な関係」は「他人から見られる可能性」だが、そのとき「私は他人にとっての対象存在」（Sartre 1943, p. 302)、つまり認識の対象となってしてしまう。それゆえに、相手を所有しようとする暴力が焦点となる相克的な対人関係論ができあがることになる。

レヴィナスの場合の大きな問題は、対人関係をすなわち倫理と同一視してしまうことである。ただし、倫理という概念は決して日常的な意味では用いられていないので注意が必要だが、この点は彼を擁護する研究者からも大きく誤解され続けている（Murakami 2008)。いずれにせよ視線触発の現象学的な分析は、レヴィナス後期の他者論で初めて呈示されている（本書第三章第4節参照)。本書で用いている視線触発という概念はサルトルとレヴィナスの延長線上で、二人に残っていた形而上学的な残滓を取り除いて現象学的に純化したものである。

## 2　視線触発の内的構造

### 存在の彼方

私たちは夢や空想のなかでも誰かに呼びかけられ見つめられる。手紙を読むときには手紙の書き手から語りかけられる。このとき視線触発が作動している。それならば視線触発は、知覚と空想の区別や相手が実在するかしないかに関わらない。つまり直観領域の区別や存在論的な区別とは関係なく作動する。このとき（感性的次元に浸透しているがそこには還元できない）なんらかの固有の次元において私と相手は連絡を取っている。後期レヴィナスは、この存在論から自由な次元を「存在の彼方」と呼んだ。目が合うときに生成する新たな次元とは、相手と交流するこの次元であり、会話にしろ書き言葉や身振りにしろ、コミュニケーションのあらゆる様態はこの次元の作動を含んでいる。つまり相手の感情を読みとれるか読めないか、自分の感情を表現できるかできないかに関わらず、相手と関わってしまっている・相手が向かってくるという体験が成立し、この体験固有の次元がある。

### 第三の志向性、そして現象学という動的世界観

哲学史におけるフッサールの重要な貢献の一つは、経験の成り立ちを、主体と客体といった静的で

固定した「実体」という錯覚から解放し、志向性という運動に還元したことである。人間の経験構造を運動によって組み立てる動的な視線を獲得したのである。志向性とは、まずもって知覚や言語活動において働いている、対象を指し示し対象として構成する意識の働きである。しかし志向性は対象を作り出すものだけではない。時間の移ろいや感性の連合や間身体的共鳴のような受動的な層においても見いだされる。フッサールにおいては、能動的な対象志向性と、受動的総合における自己組織化する連合の志向性の二種類が発見された。これに加えて本書では、視線触発という「第三の志向性」を現象学に付け加える。これはアプリオリには極を持たず、対象志向性とも感性の連合とも関係がない求心的ベクトルの運動である。人間とは、異質でかつ目には見えない様々な運動が織りなす綾なのである。

視線触発そのものは能動的な経験ではないし認識ではない。この触発は本質的に「見られる」「触れられる」「呼ばれる」というこちらに向かってくる受動態のベクトルを持つ。つまりこの不意打ちの次元は対象へと向かう志向性とは異質の方向性を持っている。さらに言うと、手紙を読むときにも手紙の書き手は私に語りかけてくる以上、視線触発は知覚空間には定位できない方向性・運動である。さらに「向かわれている」という受動態は、フッサールにおける感性的印象の受動的総合とは全く性質が異なる。受け身のことであって感性野がひとりでに組織化するという意味での受動性ではない。

## 視線触発の直接性と超越論性

視線触発は、対象を認識し外部存在として定立する志向性とは異なる次元の現象である。とすると、相手は対象として定立される必要はない。フッサールが多くの草稿で考えていたように、私に似た身体像を持つ他我として統覚される必要もない。であるから、身体像を媒介として、目には見えない他者の内的な運動感覚を感じ取るという「間接的」(Hua VI, 112-113) な志向性を持ち出す必要もない。出会いにおいて成立する「見られる」「呼ばれる」という体験は、あくまで他我の存在定立の有無に関わらず成立する。

ところでフッサールは、志向性の構成的な働きつまり「外部存在」という意味付けを作る働きを遮断する作業をエポケーやかっこ入れと呼び、エポケーによって得られる現象の現れの領域を超越論的主観性あるいは原初的領分や自己固有の領分と呼んだ(『デカルト的省察』第四四節)。この領域への遡行が、現象学的還元と呼ばれるものである。この超越論的主観性が、現象学が遂行される舞台となる。『デカルト的省察』などでのフッサールの発想では、他者はその存在がいったんかっこに入れられるので、原初的領分は方法的な独我論となる。しかしすでに見たとおり、実際には視線触発が他者の実在とは関係なくベクトルとして感じられる。視線触発は原初的領分のなかですでに成立している体験である。他我の存在定立をかっこに入れても視線触発は作動している。フッサールは、原初的な領分への還元を、自己固有のものへの還元と考えたが(同書、邦訳一八八頁)、現象学的な意味での「私」の内奥である原初的領分でも視線触発は作動しているのである。

この特異な触発に着目することで、超越論的独我論という困難な課題(同書四二節)を回避しながら現象学的に他者を論じることができるようになる。原初的領分における間主観性を論じるために、フッサール晩年の草稿群のように自分では追体験できない乳児の体験にまで遡行する必要はない[7]。原初的領分にも残る視線触発は直観的な所与でもあり、日常経験で直接確証できる。他者身体を統覚しなくても視線触発は体験しうる。例えば不意に声をかけられたときの驚きは特異な体験である。他者がいかなる人物でいかなる感情を持っているかということは何もわからない。他者がどこにいるのかわからなくても良いし、実在しなくても良い。物音を泥棒の侵入と勘違いする場合でも視線触発を「感じている」。それでも視線触発は作動し、そして体験されているのである。視線を感じるという機能は、意識の構造に含まれているので、実在の他者がかっこに入れられてもこの機能は残る。

逆に本書の方法においては、フッサールにおいて方法論として要請される超越論的な独我論は不可能である。もっとも原初的な層においてすら視線触発を前提とせざるを得ないからである。しかしすでに見たように逆に経験的には視線触発が作動しない状態が人間にはあり得る。重度の自閉症児においては、潜在的な可能性としては組み込まれているとしても、視線触発が作動はしていない状態はあり得るからである。視線触発が構造的には刻みこまれているが発現しないという形で、独我論は人間の具体的な可能性として開かれうる。ただし、このような可能性は反省によっては捉えられない（想像することはできるかもしれないが）。代わりに自閉症において実現されるさまざまなタイプの経験的な独我論が分析され現象学を補うことになる（第七章参照）。一人称的な記述だけでは現象学の可能性を汲み尽くすことはできないのである。

人類に共通する可能性としての原初的な領分の普遍構造と、個々の人における具体的な発現・構成の多様な構造とは区別する必要がある。人間の経験はいくつかの異質な次元が絡み合いつつ、いくつかの次元を形成しながら階段状に発達する。つまり可能性は共有していても、それぞれの可能性の発現の様態は異なる。そのために超越論的な可能性は共有していたとしても、実際にできあがる体験構造も定型発達と自閉症児では大きく変化するのである。

いずれにしても本書では一貫して、たとえば時間や空間の構成や自我の成立についても、対人関係を考慮しながら考察することになる。そうしないと自閉症と定型発達の構造的な差異が見極められない。

## 3　視線触発の次の段階

**間身体性**

視線が交わる経験において、私は相手の体（運動感覚と情動性）の作動に直に触れる。対人関係は、認識・知覚的な視点からいうと身体像を媒介として相手の自我に接近するため間接的にしか接近できない（Hua VI, S. 112-113）にもかかわらず、視線触発という視点から考えると直接的で無媒介的なものである。「見られる」体験においては、私を「見る」相手の体の作動が（それについては何の知も成立していないのにも関わらず）「見られる」体験として直接感じ取られる。

驚き、緊張や高揚、安心をはじめとする視線触発におけるさまざまな体の感覚が示すとおり、視線触発は体において作動する。一方で体はその触発（体験化・気づき）においてすでに人との交流の回路を組み込まれており、不可避的に視線触発と連動する。それゆえたとえば動作法というリハビリ法では、指導者の指示と支えにもとづくストレッチ運動の中で自分がいままで感じたことのなかった運動感覚や緊張に気づき、それまで不可能だった弛緩が可能になる。これは熟練した指導者のもとで試してみると、誰にでもすぐに体験できる。

そして視線触発において体験化するのは、能動的な行為の極としての自我や他我ではなく、「見られている」という受動的体験のなかで生起しうる身体運動感覚と情動性の触発である。それゆえ極端な場合には、視線は冷や汗、赤面、痛みなどとして感じられる。自分の運動感覚と情動性は作動しても体験化されないこともあるが、視線触発は作動すれば必ず体験される。そして視線触発は必ず運動感覚と情動性の触発と連動する。これはフッサールが体の本質と考えた「私はできる」という能動性の可能性（Hua VI, S. 79）には還元できない非能動的側面が、体に伏在することも示している。体は重層的である。単に運動感覚の作動の次元であるのみならず、必ず情動性および視線触発の次元として作動する。

視線とはこのような体の触発と視線触発の次元が浸透しながら生成する場の一つである。場であるからそれ自体は目に見えない。しかし眼球の知覚と浸透し合うことで現出する。つまり目が合うという日常的経験は、複雑な多層構造をもつ。眼球の知覚と視線触発との浸透、そして視線触発の次元における運動感覚と情動性の触発・体験化である。

この視線触発の次元において生成する相手の体の直接的な体験は**間身体性**と名付けられる次元を形成する。間身体性は、視線触発と（私と相手の）運動感覚と情動性といった異質な次元を包摂する次元、対人関係がそこで成立する固有の次元の形式構造を示す。ここで純粋な視線触発という段階と比べて高次の次元が生成する。ただし私と相手はまだ「私とあなた」として定立されていない。乳児の共鳴動作はこの段階に位置づけられる。つまり視線触発と共感覚・模倣可能性という機能が複合したものが共鳴動作である。(8)

私と他者を客体として認識し、定立するのは発生的には事後的な作用である。その意味で、「匿名的に見られる」**視線触発**が、「相手の動きや感情を感じ取ってしまう」**間身体性**と「私があなたを見る」**対人志向性**に先立つ。ただし間身体性を構成する視線触発と共鳴動作は、独立した機能であり互いに優劣はない。

**体のゼロ点から対人志向性へ**

私と他者の身体の「ここ」は現象学的には、運動感覚のゼロ点である。重い自閉症児の多くは、運動感覚を自分のものとして局在化していない。このことは運動感覚のゼロ点が、視線触発のベクトルと運動感覚とが交差して局在化した結果生じる極であることを示している。ベクトルの作動は、私の体の「ここ」の成立に先立つ。(9) これまで、空間の現象学は、私の体の「ここ」を基点として記述を進めてきたが、「ここ」は経験の出発点ではなく、視線触発その他の作動の結果生まれる産物なのである。この点は第四章で明らかになる。

最後に、視線触発の受動性は同時に、相手と相互的な関係にはいるということ、交流することでもある。目が合うとき、私は相手が私を見るのを見る（Sartre 1943, p. 305）。触発は触発源へと気づくことと同時であるために、受動性のなかで相互性・応答可能性の回路が生成し、能動性への動機付けとなるのである。つまり視線触発の求心ベクトルは、相手へと向かうという特殊な傾向性へと反転する。受動的ベクトルが構造的に先行するのであるが、この視線触発が作動するやいなや、それは相手へ向けての傾向性へと転じているのである。これは感性的印象による触発が持つ、対向 Zuwendung つまり対象志向性をうながす傾向性（Hua XI, S. 149-150, 邦訳二一五～二一六頁）と似た、相手へと向かう感情表現やとくに共同注意・指さしを方向付ける傾向性である。この傾向性が相手へと向かう意識である対人志向性へと発展してゆくことになる。

### 発生的現象学の多元構造

フッサールの発生的現象学は階層構造をもつ。しかし実際には異質な次元の浸透と次元の形成・跳躍を要素とする**多元構造**が発生の真の姿であると思われる。フッサールが記述したのは、感性野がひとりでにまとまり（受動的総合）、その上に対象化する能動志向性が基づけられ、さらに言語や理念性が創設されるという一方通行の階層構造であり、その精緻な細分化であった。しかし実際には、感性の次元と視線触発の次元、そして情動性や運動感覚の次元、さらには言語や論理の次元といった、**質の異なる諸次元間の相互浸透**が起こっている。質が異なるということは、それぞれの次元のあいだに先行関係や因果関係は成立しないということであり、一方向的な基づけ関係による階層は成立しないということでもある。原自我や原印象だけが根源なのではなく、複数の異質な次元が複合するのである。

このような多元的「発生」は、人それぞれ異なる構造を生み出す。基礎となる諸次元の形式構造・可能性は共通であり、アプリオリであるとしても、発達のプロセスやできあがった仕組みは千差万別であり、アプリオリな人間経験の構造というものはない。これは定型発達と自閉症の経験構造が大きく異なり、さらに自閉症の中でも人それぞれ様々な様態があることからも容易にわかる。「自閉症」とは、この多元的な構造のいくつかの軸が未分化であるか、あるいは次元間の接続が弱い集団につけられた名である。どの軸がどの程度異なるのかによって多様な状態があり得る。定型発達にとって先天的に成立しているかに見える経験は、実は複数の次元が浸透することで成り立ったものなのであり、可能性のうちの一つに過ぎない。そしてこのことは現象学の方法に重要な改変を要求する。というのは、反省によって捉えられる構造を越えた可能性を人間は持っているからである。発生的現象学は、反省を超える可能性を追求することを論理的に要求するのである。

# 第三章　流れない時間——不測の事態と現実、視線の強度

## 1　フッサールの感性的時間論と自閉症

時間意識という視点から自閉症を考えたときに浮かぶ問いをいくつかあげてみよう。(1)同じことを反復し続ける常同行動に没頭しているあいだは、どのような時間意識を持っているのだろうか。(2)多くの自閉症児は予測できない未来を恐れる。予定がわからなかったり、予定が変更されることを非常に嫌う。このことは未来の意識に関する何らかの特徴を示しているのではないか。(3)自閉症の人はごく幼いころの鮮明なイメージ記憶を持つことが多い。彼らの記憶の仕組みはどのようなものであろうか。まずこのような事象が思い浮かぶ。

本章と第六章で、合計三つの時間構造を呈示する。今あげた三つの例はそのうちの一つである感性

的印象の時間に関わる。後の二つはフッサールによっては検討されていない時間構造であり、後ほど事例を挙げる。フッサールの考えとは異なり、現象学の枠内で考えたとしても、恐らく時間とは単一の構造ではないし、一つの根源的時間のようなものに還元できるものではない。視点の取り方次第で様々な構造が現れる不定形の現象であると思われる。

まずは感性的な時間を論じるが、自閉症者と定型発達者とのあいだに大きな差異が見られると思われる未来の構造について主に考える。不思議なことに、フッサールは過去に比べると未来について言及することが非常に少なく、あっても過去との類比で考察しているので、本書はこの点でも寄与するところがあるだろう。

自閉症児はしばしば水滴を眺め続けたり、ミニカーのタイヤを回して注視し続けたり、テレビの同じ台詞を反復し続けたりするが、すでに見たとおりいくつかの特徴が挙げられる。

まず、(1)常同行動に没頭している子どもは変化を受け入れることができない。自閉症児は他の人の介入を排除する。たとえばうるさいものであっても、そばで起きている出来事に気がつかない。彼らは呼びかけには応じず、もしも遊びを無理矢理中断させられて周囲に気づかせられたときには、かんしゃくを起こしたりパニックに陥る。パニックになると行動のコントロールを完全に失うので、経験のまとまりを失う。あるいは呼びかけに反応するときには、常同行動はもうやめている。つまり常同行動と対人関係は構造的に両立し得ないのである。常同行動に没頭している間は、他者が存在しない完全な独我論的世界の中に生きている。(2)常同行動においては、厳密には対象の知覚は成立しない。

対象は、見る角度ごとに移ろいゆく見え（射映）を貫いて同一性を保ち、かつ言語的文化的に規定されている。常同行動における感覚遊びにおいてはこのような志向的対象（ノエマ）は構成されていないし、対象をねらう行為の遂行（ノエシス）の主体もない。(1) 彼らは、赤くて堅くて冷たい感覚の移ろいを反復し没頭しているのであって、「消防車のミニカー」を「外的世界」に認識しているわけではない。ここでは感性の自動的な組織化すなわち受動的総合だけが成立している。(3)彼らは、たとえばミニカーのタイヤなど「対象」(2) の小さな部品や部分を凝視する。「対象」の全体には気がついていないことも多い。つまり『論理学研究』第三研究でフッサールが論じたような部分全体構造という対象知覚を支える論理構造が成立しない。これが、志向的対象が成立しないもう一つの理由である。要するに、常同行動とは、視線触発の次元も対象統覚も成立しない括弧付きの「対象」の世界、感覚的形象の移ろい、感覚一次元の世界である。

## フッサールの時間論

議論を始める前に、大ざっぱにフッサールの時間論をまとめておこう。なじみのない人には奇異なものに映るかもしれないが、ここでは時間は「内的時間意識」と呼ばれる、内的知覚の流れの問題に限定される（Cf., Hua X, XI, XXXIII）。これは実質的には音や色といった感性的印象が到来し色あせてゆく変化と連続の構造である。自閉症児の世界は感性に重点を置いたものであるので、フッサールの感性的な時間論は、むしろ自閉症の世界の記述に似る。と同時に、定型発達と自閉症の差異を考えるときには、フッサールが論じることがなかった感性以外の時間性を探索する必要が生じてくる。たとえば、ショスタコーヴィチが自分のイニシャルからとったレミ♭ドシ（D$E_s$CH）というメロディを考えてみよう[3]。矢印（「⇓」）は音の継起、スラッシュ（「／」）は現在の瞬間に何らかの仕方で意識に現出している現象の塊を、ゴチック字体は今現在鳴っている音、それ以外は不在であるが意識されている音を表す。

レの音が鳴っているとき、すでに次の瞬間になにがしかの楽音の連なり$X_1$⇓$X_2$⇓$X_3$が鳴ることは予感（予持）されている（**レ**／$X_1$／$X_2$／$X_3$）。

$X_1$にはいろいろな可能性の幅はあるが、次の瞬間にその一つである**ミ♭**の音が鳴ることで予持$X_1$が次の原印象となる。このとき先ほどのレの音はある種の仕方で意識に沈殿している（把持）。と同時に、このレの音の把持に動機づけられる形で、次に来たるべき何かの音$X_2'$⇓$X_3'$の可能性が予持されている（レ／**ミ♭**／$X_2'$／$X_3'$）[4]。

さらに次の瞬間には$X_2'$がドの原印象として現実化すると同時に先ほどの原印象ミ♭は沈殿し、その前の音レはもっと沈殿する。このときレ／ミ♭／**ド**の塊が意識にありつつ、来るべき音$X_3''$に開かれる（レ／ミ♭／**ド**／$X_3''$）。

といった具合に進んでいき、最終的にシの音が鳴る瞬間にはレ／ミ♭／ド／**シ**の塊が意識に残ると同時に、それによってレ⇓ミ♭⇓ド⇓シというメロディーが成立する。

スラッシュ（「／」）によって表されるある瞬間における沈殿（把持）と予感（予持）の塊と、矢印

（「⇓」）で表される音の継起の二つのベクトルの総合によってメロディーの形式的側面、すなわち感性的な時間意識ができあがる。スラッシュ（「／」）でつながれている「今鳴っている音」と「過ぎ去った音」と「来るべき音」の塊が、塊のまま次第に具体化し過ぎ去りつつ沈殿する。メロディーの例では、すでに聞いた音列が、その塊のまま次の瞬間には沈殿してゆき、そして先ほどまで鳴っていた音はだんだん印象が薄くなる。と同時に、ある可能性の幅を持って予感されていたXが具体化する。本書の課題のためには以上の大枠の理解があればよいので、フッサールが残した複雑に変化する議論と膨大な二次文献をフォローする必要はない。

時期によって異なるが、フッサールが使った時間の図式の大枠は、前記のような原印象／予持／把持からなる「幅を持った現在」の構造である。定義し直すと、原印象とは今まさに現前している感性的印象、把持とはたった今過ぎ去った原印象が（想像や残響とは異なる独特の形式で）まだ意識に残っている状態、予持とは来るべき原印象がある独特の形式で予感されている状態である。メロディーの知覚は、過ぎ去った音と来るべき音が現在の響きのなかで、ある特殊な形式で保持されているがゆえに、単なる音の羅列ではなく、連続したメロディーとなっている。

このような形式構造は、定型発達と自閉症に共通する普遍的な基盤であると思われる。自閉症児もまた反復する行為の中で経験の連続性を持つ限り、予持と把持の形式はもっているはずだからだ。[5] この構造は、感性的な体験がそれに乗って成立する形式構造であり、この形式の中で、さまざまな内容的な差異が生じる。

## 2　未来

### 自閉症児の常同的な遊びにおける予持

常同行動における予持の内容について考えてみよう。定型発達においては、次の瞬間に到来するものは完全には規定されない。予持は、来るべき印象について、ある程度幅のある可能性の地平を持っている。(6) 次に鳴る音は、ドかもしれないしソかもしれない。「幅を持つ」というのは、予持自体は空虚表象にすぎない、すなわち感性的には充実されていない「ある程度の範囲の音の可能性」という枠に過ぎず、実際に到来して充実する未来の印象については幅を許容するということである。こうして、定型発達は知覚における変化を許容する。

逆に、自閉症児の常同行動においては、未来の出来事は固定していて幅を持っていない。次の瞬間にもまた同じ行動が繰り返され、同じ感覚が繰り返される。同じ行為を続けているのだから、予持においてはすでに把持された内容だけを待っている。

予持の地平の狭さは、行動の反復という契機と連関する。反復は、予持と把持のあいだの、内容的な差異の不在あるいは最小限の差異を意味している。一般に、来るべき印象は過ぎ去った印象とのアナロジーで決まる、すなわち予持は把持とのアナロジーで決められる（と少なくともフッサールは考えていた）(7)。とすると、把持と原印象のあいだに内容上の差異・変化があればあるほど、何が実際につぎの瞬間に来るかが読めなくなるので、予持の地平の幅が拡がる。(8) 逆に原印象と把持の内容の差異がないところでは、予持の地平はぎりぎりまで狭くなる。実は予持を把持からのアナロジーで考え、感性の時間意識以外の時間を考慮しなかったフッサールの時間論の極限形が、自閉症の常同行動における時間意識であると言えよう。他の時間構造を捨象した結果、自閉症児の体験の記述に似ることになったのである。

## 予持を越える不測の事態(9)

自閉症児は予持の地平が制限されるだけでなく、予持を超える出来事を受容することが困難であり、この点が彼らの時間意識の本質である。逆に、定型発達はある程度の範囲なら、予期し得ない出来事を受容できる。定型発達の場合は、予持の地平の彼方に、予期し得ないがしかし受容可能なものの地平（非侵襲的な驚きの次元）が拡がっているのだが、自閉症にはこれがない。

これは自閉症児がかんしゃくやパニックを起こしやすい理由の一つである。彼らにとっては、未来はすでに経験したものでなくてはいけないのである。予持と把持の小さな回路から少しでも外れると、対処のしようがなくなる。重い自閉症児の常同行動に介入するとパニックを起こしやすいだけでなく、たとえ高機能の成人であっても、予測し得ない出来事やびっくりする出来事を極端に恐れ、予定通りにならないと極端に苛立つのはそのためである。第二章の感情理解の項で引用した事例を再び取り上げる。

誰かが急に私の方に身を乗り出すと、私はひどく驚いておびえることがあった。上から何かが落ちてきて、押しつぶされる感じだった。それでも私は逃げたりよけたりしなかった。パニックはすべて、私の中だけのことだった。（……）私の身体はどこ？・上はどっちで、下はどっち？・(Gerland 1996, 邦訳二七頁。一部改訳)

常同行動における未来は、すでに決定された過去のようなものである。自閉症児にとって、予持は把持の反復であり、彼らが期待しているのはすでに経験したものかすでに説明を受けたものだけである。

不測の出来事を前にしたパニックは現象学的な意味を持つ。パニックでは、出来事が予持の地平を越えるだけでなく、予持の枠組みという経験の構造そのものが多かれ少なかれダメージを受ける。それゆえに、パニックの中での行動は完全に秩序を失うかマヒするかのどちらかなのである。パニック中の子どもは、自分の経験構造を越える何かと出会っているが受容し損ねている。子どもは名付けようのない、描写不可能なブラックホールに出会っているのだ。

### 不測の事態と「現実」、そして「意味」

予測できない出来事は、その「起源」として「現実」を指し示す。(10) ここでの現実とは、了解・表象できない現象、対応もできない得体の知れない現象のことを指す。何が到来したのかわからないときに、その現象自体はなんだかわからないけれども、何かが切迫しているということは感じているという状況を考えてみよう。現実の触発に対して、受容の可能性が完全に失われたとき、それは外傷的になるとともに経験構造を傷つける。しかし健康な定型発達の人にとっては、経験に対してまったく新たなものをもたらすので、現実の受容は創造性の源となる。[11]

フッサール『受動的総合の分析』(Hua XI) の予測外れに関する議論は、感性的なものの範囲内での予測し得ないものについて語っている。[12] しかし定型発達にとっては、予期し得ない出来事は感性的なものとは限らない。たとえば、思いがけない知らせに衝撃を受けたとき、その驚きの源泉は、言葉の感性的な側面ではなく、言葉によって意味された事態の背後に控える予想外の受け入れがたい現実である。定型発達にとって出来事の本質は、その感性的な側面ではない。ここでは非感性的な現実に由来する不測の事態の受容を (言語的意味や感情表現の意味と区別するために) かっこつきの「意味」、その受容の失敗をトラウマと名付ける。この契機をフッサールは見逃しているように思える。フッサールの意味概念は既存のイデア的な意味あるいは知覚の文化的分節に限定されているからであり、不測事の受容の問題とはなっていないからである。

フッサールは、原印象と言うことによって、把持と予持に巻き込まれた現象を捉えることが多いが、それとは別の系列の考察ではたしかに、予持を越えるまったく新たな原印象の生起を考えていることもある (Hua XXXIII, S. 11)。しかしその場合でも新たなものは、予期していない感性的な印象ということであり、感性とは異なる次元で生じた出来事固有の時間構造についての考察はない。ハイデガーがフッサールの時間論を相手にしなかったのは、このあたりの事情が関係していると思われる。非感性的な出来事の受容としての「意味」の時間意識を、フッサールが精密に分析した感性的な時間意識から区別する必要がある。「意味」の本質は、了解不可能で表象不可能な現実の受容である。定型発達は複数の時間構造を持つ。逆に言うと、感性的な不測の事態のみを考察したフッサール的な時間だけで時間経験が成り立っているのは、まさに純粋な感性経験のみを組織化する重い自閉症児であると言える。

常同的な遊びに没頭している低機能の自閉症の子どもは、感性的印象だけでできた一次元的な世界に生きている。彼らにとっては、予期し得ないけれども受容できる出来事というものはない。予期し得ない、とは彼らにとって予期し得ない感性的な印象だが、これが彼らの把捉可能性を超えたら、単にパニックに陥るしかない。新しい出来事の受容可能性は、非感性的な現実の次元の誕生と相関的である。非感性的な不測の事態・了解不可能な現象固有の「次元」を形成することが現実の受容を可能にする。定型発達の人は、こうして了解不能な出来事に対応することができるが、その仕組みについては次章以降で明らかにしていくことにする。

低機能の自閉症と高機能の自閉症（および定型発達）の差異は、この現実を次元として設定するか否かに関わる（以後これを「現実の次元化」と呼ぶ）。低機能の自閉症児における現実とは、感性的な連合の破綻であり、予期し得ない感覚や運動である。彼らは感性的な受動的総合だけで世界を構成していて、対人関係も持たず、非感性的な経験も持たないからだ。

高機能自閉症と定型発達の場合、現実は感性の次元の現象ではない。了解不能で予期不能な出来事が、他のいかなる次元にも還元できない固有の次元を形成する。ただし、高機能自閉症の場合、現実の受容の力に限りがあるために、未来に対する不安に曝されやすく、対人関係に対して恐怖感を持ちやすい（第七・八章）。現実の触発を受容するときに、現実そのものを主題化することはないけれども、「意味」が産出される。この受容に失敗すると、触発は外傷的になる。

### 未来の予測と現実

受動的な予持だけでなく、能動的な未来の予測においても自閉症と定型発達には差異が見られる。自閉症の子どもにとっては、未来の出来事を予測することは非常に難しい。

私のサプライズ嫌いは生活全般にわたっていた。（……）プレゼントをもらうのはどちらかというと好きだったが、何が入っているのかわからないのはごめんだった。宝石類にさわるのがあまりに怖かったので、念のためプレゼントの中身はあらかじめわかっている方が良かった。（Gerland 1997，邦訳一四五頁。一部改訳）

それゆえに彼らは、しばしば強い不安を感じることになる。常同行動に生きている子どもは、未来を知らない。ところで予測は、人間特有の能力であり、分析の価値があるが、奇妙なことに現象学では無視されてきた。

予測は想像ではない。[13]予測は想像を使うこともあるが使わないこともできる。そして想像は必ずしも未来の出来事についてのものではない。[14]想像それ自体は、時間位置の標識を持たない。未来を想像するときには、何か不確定で像ではないものがこの想像を動機づけている。この何かが想像に対して「未来についてのもの」という性格付けをしている。最も重要なことは、「予測は決して実際の未来と一致することはない」と私たちが知っていることである。未来を予測しているときには、私たちは未来の予測不可能性を自覚している。しかしこの不確定性にもかかわらず、あるいはそのためにか、予測は確かに未来についてのものなのである。未来は予測を超えているので、この還元不能性は、像にならない、つまり表象できない。未来の予測がまさに未来についてのものであると意識されるのは、この想像不可能性、直観化不可能な核ゆえにである。自閉症の人たちは、たとえ高機能であってもしばしば、この未来と未来の予測とのずれを理解しないし、さもなくばずれに耐えられない。[15]彼らは未来を想像することができない。誰かが彼らの未来を予測すると、彼らはそれを真実の予言だと思いこみその通りになるものだと信じる。

学校。学校に行くようになれば、何もかもよくなるさと彼らは言った。そう何度も聞かされた。私は、彼らが本当にそうなると知っているのだと思っていた。これまで難しかったこと、苦しかったこと、奇妙で不可解だったことの多くは、自分が学校に行っていないせいだろう……ひとたびその場所へ行きさえすれば、全ては収まるべき場所に収まるのだろう。私はそれをあたかも自然科学の法則か何かのように考えていた。（Gerland 1997, 邦訳九四頁。一部改訳）

そして予定が変更されると、知能の高い人でも非常にいらいらする。ここで出会い損ねられている、予測不可能で表象できない還元不可能な「何か」こそが、現実としての未来の本質であろう。予測不可能な現実と出会えるか否かが問題となっているのである。

予測の持つ未来性格は、予測に対する未来の還元不可能性に求める必要がある。予測を超えるということは、この還元不可能性それ自体は決して表象されることがないということだ。これは現実の次元の存在の証拠の一つであり、定型発達においては現実が感性的直観の次元から独立した次元を形成することの証拠である。現実そのものが時間の性格をもつかどうかはまだわからないが、少なくとも時間意識の図式化の中で、現実の触発から未来という「意味」が生じる。現実そのものは表象されない。しかし現実触発は気分をその痕跡としてのこす。未来の場合は不安や期待感、過去の場合は懐かしさやスティグマということになるだろう。気分は本質的にあいまいなものだが、暗に時間の不可逆性を含意する。(16) 過去についての期待感や未来についての懐かしさというのはないからである。

## 3　過去について——自閉症におけるフラッシュバック

過去についても定型発達と自閉症のあいだではいくつかの差異がある。

把持について言うと、すでに議論したとおり、常同行動においては予持において予感されているものはすでに現在の把持において先行描出されているので、予持と把持の内容上の差異はなかった。形式上は定型発達の場合と同じ把持と予持の構造を持つが、内容という点からいうと、常同行動の中では、おそらくただ永遠の現在だけがある(17)。

長期記憶と再想起においては把持以上に大きな差異がある。フッサールに従うなら、定型発達の人は、まず過去のノエマ的な意味を覚醒して次にそれを直観的に充実することで再想起する（Hua XI, S. 180-181）。再想起においては、過去に知覚された対象はノエマとしてねらわれている。それゆえ、再想起の本質は、対象の志向的・言語的分節であることになる。つまり多くの人はイメージを思い出さなくても過去の想起はできる。

この対象志向性の構造がないので、常同的な遊びに没頭している子どもの場合には、言語的な意味を媒介とした再想起が不可能になる。現在の知覚と類似した過去の知覚が端的に再生される。言語的な記憶や志向的なノエマによって記憶していないので、彼らはしばしばフラッシュバックを体験する(18)。たとえば突然何年か前の些細な出来事を思い出して泣き出すことがある。定型発達のフラッシュバックはトラウマによるものだが、自閉症者の場合は些細な出来事でも反復される。定型発達の場合は、言語的な意味づけ作用が効かなくなるようなショックな体験でのみフラッシュバックが起きる。それに対し、そもそも言語的記憶の関与が弱い自閉症者の場合は、トラウマに限らず感性的な連合で、過去の映像が回帰する。

そもそも対象志向性をもたない過去の知覚の再生すなわちフラッシュバックは、時間位置をもたない、つまり過去という意味づけを持たない可能性がある。というのは、フッサールによれば、時間位置は、「対象の全体的な統握」の一側面であるからだ。[19] フラッシュバックにおいては過去の感性的印象が、現在の知覚と受動的に連合して活性化している。このとき過去は線的な秩序を持たない。それゆえ彼らは自分の過去を秩序づけて語ることが困難であるように感じる。[20] 結局、知覚とフラッシュバックを質的に分ける基準がないのかもしれない（さらに第五章では、知覚と空想の区別がないことが論じられる）。つまり、定型発達の再想起は対象知覚と言語構造を前提としている。それゆえに、定型発達の人にとっても、言語獲得以前の幼い子ども時代の記憶の順番を決めるのは難しいのである。

### フッサールの過去概念の問題点

ところで問題は、このような過去の意味はどのように形成されるのかということである。フッサールの場合、過去の意味は、過去における知覚に由来すると考えてしまったので、問題とはならなかった。すなわち、知覚の志向性を軸として、さらにそれを認識する言語の志向性によって分節することでノエマ的意味が成立するという連続的なモデルで考えているので、このような問いは生じない。しかし実際には、定型発達においては過去の出来事には意味の濃淡があり、しかもこの意味は過去の知覚を軸として構成されているわけでは決してない。素晴らしい記憶力を持ち、かつ言語を獲得した高機能自閉症の人において、それでもなお自分史の語りが難しいということは、知覚と過去の意味の成立と再生が別の事象であることを示している。未来においてそうであるように、なにがしかの現実の受容の構造として、過去の「意味」の構成を考える必要がある。過去の知覚の時間位置の特定だけでは、過去の秩序を説明できない。ただ、この問いは自閉症研究の枠を超えた別立ての問題であるので今後の課題としたい。

以上の議論は、フッサールの議論の問題点を示す。通常は、記憶は時間が経つに従って薄れてゆく。しかしフラッシュバックは非常に明晰なままであり、知覚との区別が難しい。そして何十年も薄れることがない。自閉症児の場合は、自らが産まれたときの記憶を持つ場合さえある。つまりノエマ的で言語的な記憶は、イメージ記憶のほとんどを切り捨てるフィルターの役割をしていると推定できる。外傷体験や自閉症児の記憶では、このフィルターが働いていないのだ。これはフッサールの議論にとっては都合が悪い。彼は記憶が薄れることとの由来を、把持における感性的な印象の色あせ Abklang の過程に求めている（Hua X, S. 25-26）。しかし、色あせないフラッシュバックとそこでの意味の欠如は、長期記憶における色あせるメカニズムが感性的印象の沈殿ではなく、言語的な記憶のメカニズムに由来するということを示唆している。

フッサールは把持がそのままノエマ的意味の沈殿へと接続すると考えていたようである。[21] しかし把持はそもそも感性的印象の連合の構造であり、ノエマ的意味の沈殿は志向的な対象把握の構造である。把持の色あせは長期記憶の色あせと同じものではない。それゆえ把持の消失は、過去の出来事の記憶の問題とは異なる問題である。フッサールにおいては、把持（感性的印象の受動的総合）と長期記憶（非感性的な意味のネットワーク）が短絡している。この短絡は、とりわけ非感性的な予期し得ない出来事の契機、現実の次元が彼の時間論に欠けていることと連関している。長期記憶と想起の問題は、局所的には確かにフッサールが記述した知覚志向の再現の問題でもあり得る。しかし全体としては、何の価値もない知覚が想起されることはない。意味のある経験という点にポイントがある。自分史の生成、自分の生をどのように意味づけ、一貫させるかという営みは、「意味」産出の一種である。感性的印象の移ろいとは異なる次元で異なる仕方の組織化をする時間が浸透しているのである。フッサールは、ノエマ的意味の時間が感性の時間とは異なることをうすうす感じ取っていたのに、結局は両者を単一の時間論に回収してしまった。

とはいえ自閉症的な想起の持つ連合的なイメージ記憶は、定型発達の経験でも消えていない。[22] プルースト『失われた時を求めて』のマドレーヌのように感性的印象の連想によって記憶が甦ることはあるし、フッサールの考えたとおり、ノエシス・ノエマ的な想起の陰に隠れていて、想起の充実に浸透している。把持と再想起の関係は見かけよりも複雑なのである。

## 永遠の現在——低機能の自閉症においては時間は流れない

以上の議論を前提とするならば、未来と過去の区別、時間の不可逆性は自閉症児においてはそれほど強くないことになる。

(1)フラッシュバックは時間位置を持たないので、実際の知覚と時間位置上の区別を持たない。過去は、能動的に想起されるのではなく、現在における再体験として生きられている。(2)現実は「予期し得ない未来」としては受容されず、直面するとパニックやかんしゃくに陥る。つまり未来として経験されていない。(3)常同行動に没頭しているあいだは、形式的な差異はともかく、内容の点からは把持と予持に差がない。把持・予持といった受動的総合自体には時間位置の標識はない[23]。

このような場合に、自閉症児は、時間流の感覚を持たない永遠の現在に生きている可能性がある。たとえば、ガーランドは物置に閉じこめられてパニックに凍りついている間のことを、「(……)閉じこめられていた時間がどれくらいなのかはわからなかった。そこは、時間の存在しない世界だったのだ」(Gerland 1997, 邦訳八六頁)と述懐している。真っ暗になって知覚的、客観的な指標がなくなったとき、内的時間意識だけでは時間が流れている感覚がないのかもしれない。常同行動を何十分も続け、飽きることがないというような事例も、流れの意識の不在を暗示しているかもしれない。時間の流れというアウグスティヌス以来の西欧哲学の大前提は、必ずしも普遍的な現象ではないことがわかる。

時間が流れる感覚の由来は何か。いままでの文脈からは、非感性的な不測の事態の受容、つまりは現実の受容であると予想できる。⑴現実は、来るべき不測の事態の由来となるので把持と予持の内容的な差異を生み出す。把持は不測の事態と関わらないが、予持は不測の事態で訂正される可能性があるからである。⑵現実は予測不能な未来と未来の予測との還元できないずれを生み出す。⑶本書では議論できないが、恐らく現実は、過去の「意味」秩序つまり自分史の母体でもある。⑷現実が触発する情動性の差異によって、未来と過去を差異化する。つまり不安や希望、好奇心が未来を指示し、罪障感やスティグマが過去を指示する。感性的な内容だけでは、未来と過去は区別できない可能性があるが、非感性的な現実に由来する「意味」において過去と未来は逆転しようがない出来事として整序されるのだ。

しかしこれではまだ自閉症児の体験の記述としては具体性に欠けるように思える。重い自閉症児にとって安心できる自然な状態が常同行動であるならば、その反復という現象そのもののなかに時間性が読み取れるのではないだろうか。さしあたって「流れない時間」と否定的に名付けたものが、常同行動においてはあるポジティブな意味を持って直観的に現出しているのではないだろうか。こう考えると、常同行動における一定の拍の反復と、それと対比的な定型発達のリズム現象が浮かび上がってくる。リズムを論じるためにはまだ概念装置が不十分なので、第六章で再び論じたい。

## 4　視線の時間

### 強度と持続

ところで、定型発達の人にとっても、人と目を合わせ続けることができないのはなぜであろうか。目をそらせてしまうか、無理に視線を合わせ続けても目が合うのではなく眼球の知覚になってしまう（触覚においても、相手の身体に触れ続けると、お互いコンタクトではなくて事物の触覚になってしまう）。これは視線触発の強度によるものである。視線触発はある緊張を強いる出来事である。定型発達の人にとっては視線触発の強度はある種の時間化の働きでもあり、しかも一定以上の持続を持ち得ない。それでは視線触発固有の時間性とは何か。さしあたり、生成においてのみ意味を持つ持続であり、しかし無際限ではない持続、視線が不可能になるある限界へ向けて強度を蓄積する持続と言える。

そして視線は声や接触や身振りとは異なって、第六章で論じるリズムという時間化の形式を取らない。図式化（感性、情動性、運動感覚の浸透）はリズムに乗って生成するが、視線触発そのものはリズムを持たないから一般の図式化ではない。表情として図式化する現象の核となるが、視線触発自身は図式化されないような体験である。あるいは、強度はリズムや形象とは異なる視線触発固有の図式化の形式であり、その意味で視線触発は運動感覚や情動性とは異質の現象であるとも言える。その異質な部分とは何であろうか。しかもそれ自体は図式化しないにもかかわらず、感情表現という身体的図式化を下支えする核である。

視線触発の時間は、感性的印象の時間、つまりフッサールが内的時間意識と呼んだ、予持と把持の絡み合いと原印象から成る時間構造とは異なる位相で現象する。視線触発における予持や、把持の沈殿などという表現は意味を持たない。もちろん目が合うということ自体は、感性的な経験を伴っているが、そこで生じている視線触発そのものは感性的なものではない。眼球の知覚に注意を集中したとたんに視線触発そのものは消え去る。

この視線触発固有の位相に身を置いてみると、それは常に予持を越えて到来する不意打ちであり、予持を持たないような現在であり、しかも無際限の持続は不可能であるような持続である。強度と持続が区別できないような、そういう時間である。そしてこの感覚の強度とは異なる強度ゆえに、視線触発の持続には限界がある。

自閉症の場合この部分に差異がある。視線触発に開かれたにもかかわらず、目を避けるようになった人の場合、第二章では彼らは図式化ができないのだと説明したが、これはこの時間化に伴う強度に耐えられないということでもある。感情の図式化とそのリズムは視線触発の強度を受容可能なものにする媒体となる。逆に目を無際限に合わせ続ける自閉症の人の場合は、実際には目が合っていない。ものの知覚として相手を見ているのであって、視線になっていない。視線触発の強度を感じていないときには目を「合わせ」続けることができる。逆に視線恐怖を持つ人は、視線触発に開かれているが、その強度に全く耐えられないともいえる。図式化を欠いた視線触発は恐ろしいカオスであると第二章で論じたが、カオスとは無秩序で無媒介的な強度の体験でもあるのであろう。

いずれにしても、この視線触発の時間は感性の予持を逃れる核を持つ。感情表現という了解にも還元できない核を持つ。これが感性的な時間流にとっての不測の事態、つまり現実の構成要素の一つをなしているように思える。出来事は様々な視線触発の絡み合いを中に含んでいる。視線が現実そのものとなるケースは稀であろうが、その一部をなすことは間違いない。

強度がある臨界点にまで急速に蓄積する現象、これが視線触発の持続である。相手が知覚的に対象化されると、持続そのものがすぐさま消え去る。視線の強度とは、ベクトルがこちらに向かってくることによって私自身の「内奥」が浸食される感覚、『存在の彼方』のレヴィナスが「同の中の他」と呼んだ体験である。私を私として個別化する視線触発の局在化の果てで強度はもっとも強くなるが、個別化が実現する瞬間に視線触発は消失してしまう。第二章では、視線触発が、図式化の過程とともに、私の身体の「ここ」へと局在化することを示した。しかし正確に言うと、局在化とは、視線触発のベクトルが知覚空間内の位置である「ここ」へと転換し変質する現象であり、この局在化の瞬間に視線触発そのものは消え去る。「ここ」と名指したとたんに視線触発ではなくなる。時間化のリミットはこの視線触発の強度に耐えられる限界によって決まるが、この限界で眼球の知覚へと転換してしまう。つまり、視線触発の局在化・個別化としての「自己」は、そこで視線触発が失われる消失点である。実在しないリミットであり、体験不可能な現実である。これが第七章末尾で論じられる、人格の基盤としての私と他者の中に見いだされる現実である。

視線触発から他者の定立への次元転換において、視線の強度の極限という現実を隠蔽するカテゴリーとして「人格」が導入される。とすると強度そのものはカテゴリー的な経験ではないということになるだろうか。視線の強度に耐えられずに、目をそらすのは幼児や動物でも同じであるところをみるとそうなのだろう。[24]

### 視線触発の「ずれ」という時間

この視線触発固有の時間に対しては、後期のレヴィナスが「〔時間的な〕ずれ diachronie」という名前を与えていた。彼はこの言葉に二重の意味を持たせている。一つは感性的な次元と視線触発の次元の「ずれ」[25]、もう一つは私とあなたのあいだの時間的ずれ、正確には私の体験している現在とあなたの体験している現在が同じかどうか確かめるすべがないという「ずれ」である。[26]

前者は、視線触発と眼球の知覚とは次元の異なる現象であるので「ずれ」をはらむ、ということであり、この視線触発の持続が強度の限界において無化して、眼球知覚へと転換してしまう現象と連動している。視線触発を持たない重度の自閉症児の場合には、この「ずれ」を持たないことになる。

後者の私の時間とあなたの時間の「ずれ」は、視線触発のベクトル性を空間ではなく、時間的に捉えたものである。空間的な局在化において、ベクトルはあなたの「そこ」と私の「ここ」という「ずれ」となるが、時間的な局在化においても、あなたの内的時間意識の「今」と私の内的時間の「今」とが「同時」であることは確かめられない、ということである。しかし、この場合も空間において視線触発のベクトルにもとづいて「ここ」と「そこ」の差異化＝局在化が成立するのと同様に、発生的には、「ずれ」にもとづいて、私の体験とあなたの体験の同時性の不在という差異化と局在化が成立する（ずれが差異化に先行する）。

視線触発が、私とあなたの直接的なコンタクトである以上、この私とあなたの還元不可能な時間的「ずれ」（差異化の力動）は、同時にそこで私とあなたがコンタクトをとる場でもあるということだ。対象知覚においては、相手の身体を事物として対象化してしまうので相手とコンタクトはとれない。コンタクトは、視線触発というずれの次元において成り立つ。つまり私とあなたとの接点は、すなわち私とあなたとのあいだのずれでもあることになる。つまり強度の限界において消失してしまうような、認識によっては捉えることができないずれにおいてのみ私は相手とコンタクトをとっているのである。

フッサールは、私とあなたに共通する客観的時間の起源を、同じ知覚的対象を知覚し、媒体として使うことだと考えた（Hua XIII, S. 190–191）。つまり心理学用語では、同じ対象を見つめる意識である共同注意[27]の成立が時間の共有の起源だということになる。確かにこれは、時計で計りうる客観的な時間の起源になるだろう。しかし、共同注意が成立しなくても、目があったときにすでに私と相手は時間を共有している。客観的な時間を知らなくても、同じ時間を生きているという感覚はある。相手とのコンタクトにおいて開かれる、客観化されることもないのに共有される持続は事物を媒介とする客観的時間とは異なる現象である。視線触発のずれにおいて、共有される持続が生じる。視線触発はすなわち間主観的な時間化でもあるのだ。

この章では三つの時間性が提出された。現実との関係で決まる感性的時間流の仕組み、常同行動の拍と定型発達のリズム的時間化（詳細は第六章で論じる）、最後に視線触発の強度の持つ時間性である。第一の時間は少なくとも「予測しえない未来」という否定性をつかった現実の囲い込みと関係する。それゆえ現実の受容における否定性というカテゴリーの導入にかかわる、感性とカテゴリーの時間である。ひょっとするとフッサールが考えているのとは異なり、内的時間意識は純粋な受動的総合ではなく、高次の論理構造を前提とするのかもしれない。これはカントが『純粋理性批判』の「原則論」という時間論のなかで示そうとしたことである。見方を変えると、現実の次元化いかんによって、この内的時間意識は変容する。ということは、感性的な時間意識の本質は現実触発の時間性であることになる。二つ目のリズムの時間は、第二章で論じた図式化の時間性である。三つ目の時間は視線触発固有の時間である。つまり、この三つの時間性は、本書で大きな軸として設定した三つのモメントである視線触発・図式化・現実を、時間という側面から切ったものなのである。

# 第四章　平らな空間――奥行きの起源について

私がものを見る仕方には特別なところがあった。私の視覚はどちらかというと平面的で、ある意味二次元的なのだった（……）。世界は写真のように見えていた。（Gerland 1997, 邦訳七〇頁。一部改訳）

多くの人は方向性を持ち、奥行きのある空間の中を生きている。ところが、自閉症児の空間は、奥行きを持たない、あるいは裏側というものを持たない場合がある。たとえば、彼らの描画は平面的なものであることが多い。側面あるいは正面から見た電車や動物だけを描く子どもは珍しくない（写真4－1）[1]。あるいは立体的に電車を描こうとして、すべての面を同時に描く展開図を描く子どももいる（写真4－2）。このような描画にいたる空間感覚とはどのようなものかを考えてみよう。人間の

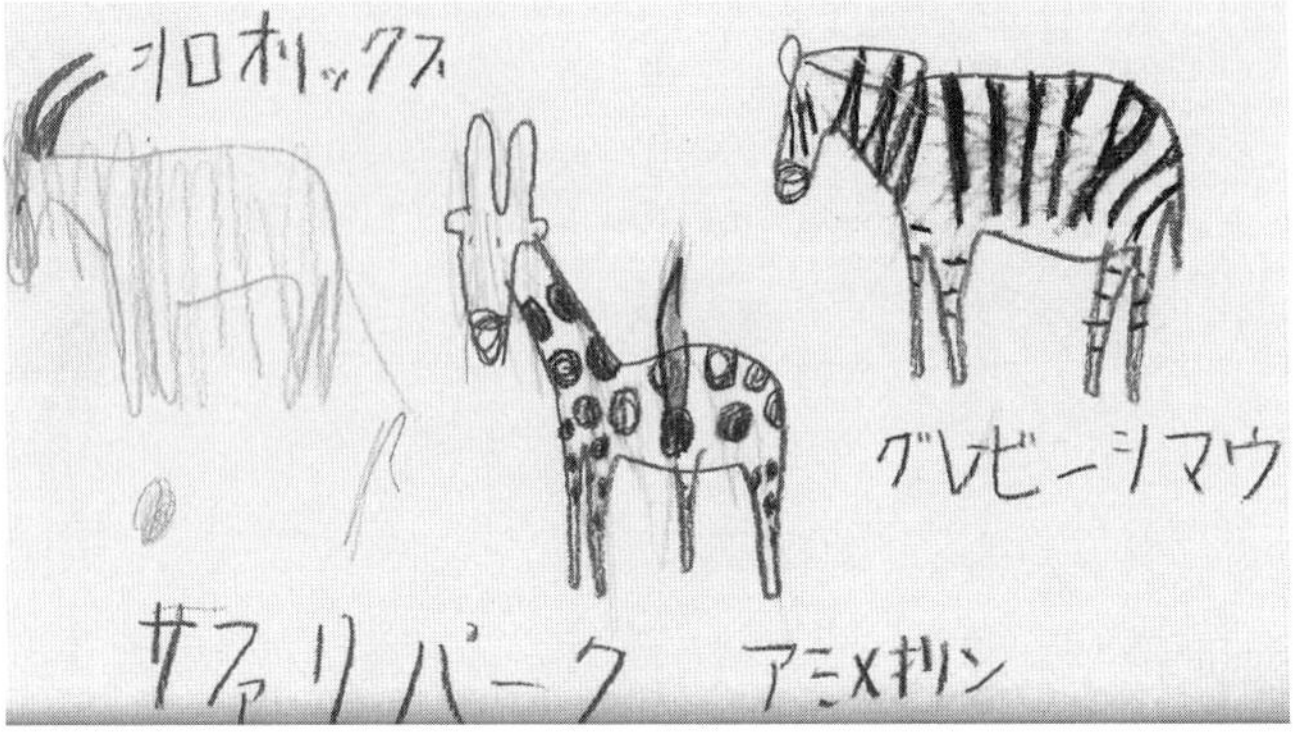


写真 4-1

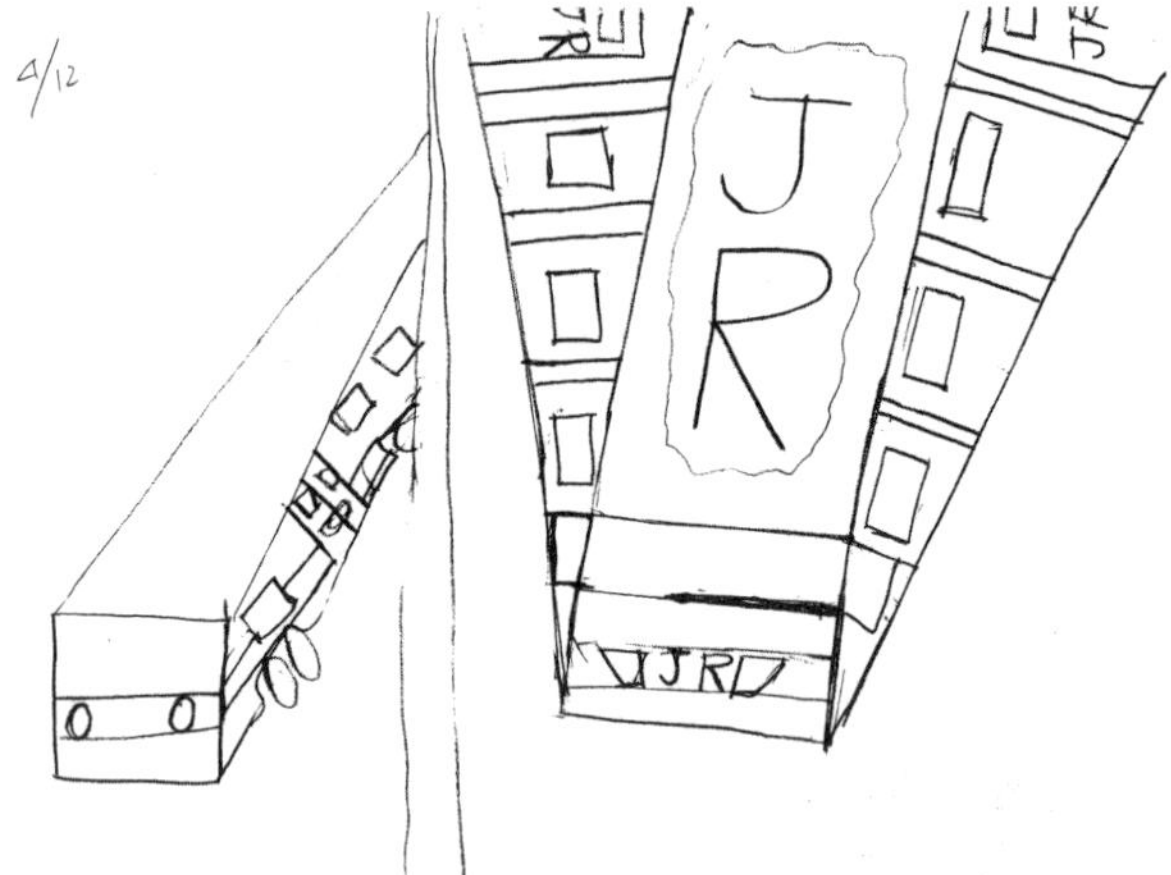


写真 4-2

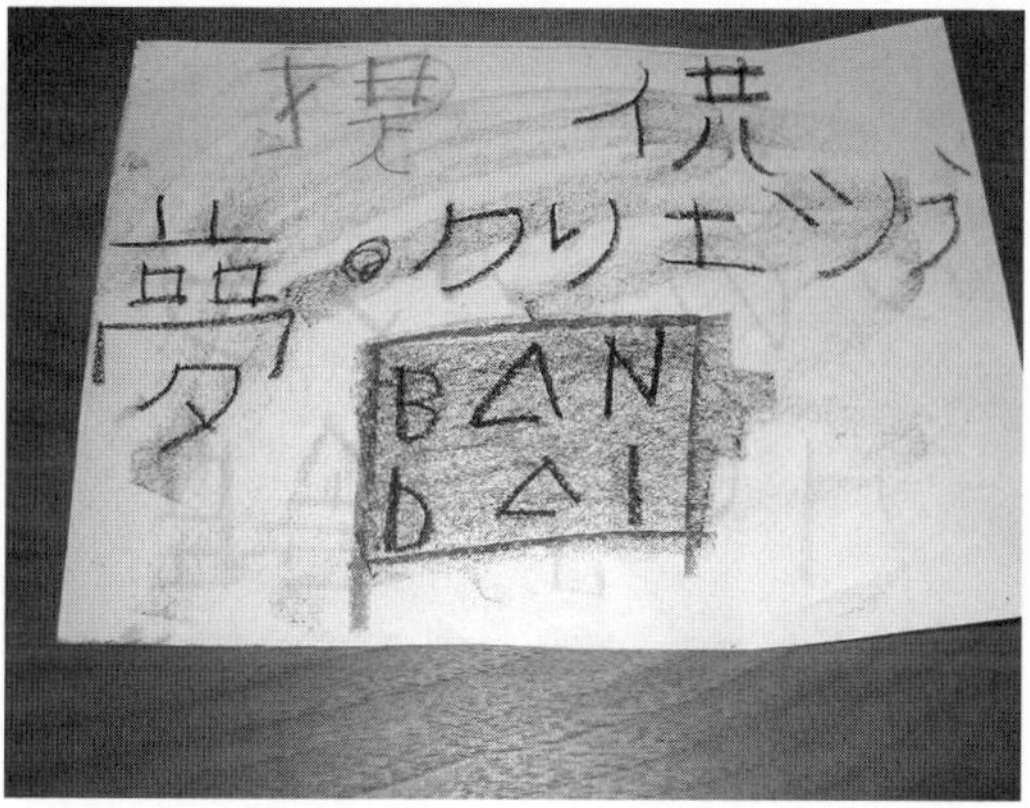

写真 4-3

空間は必ずしも三次元ではないのだ。

## 1　身体という奥行き

### 自閉症児の二次元的な描画と図式化としての空間

本題の知覚の二次元性を問う前に、まず描画の二次元性から考えてみよう。自閉症児では、単に遠近法がないというだけではない意味で、奥行きを欠いた印象を与える描画を描く。たとえばテレビの画面をそのまま描いた描画がある（写真4－3）。あるいは二次元的な図案がクローズアップとフレーム割りをして、対象が画面からはみ出る漫画のような構図をとることがある（写真4－4）。つまり描かれている対象が、画面からはみ出て切り取られるのである。[2] この場合、絵は物体を描いたと言うよりも、模様あるいは図柄であり、これは本質的に奥行きというものを持たない世界である。

逆に、定型発達の子どもはなぜテレビ画面を描かず、

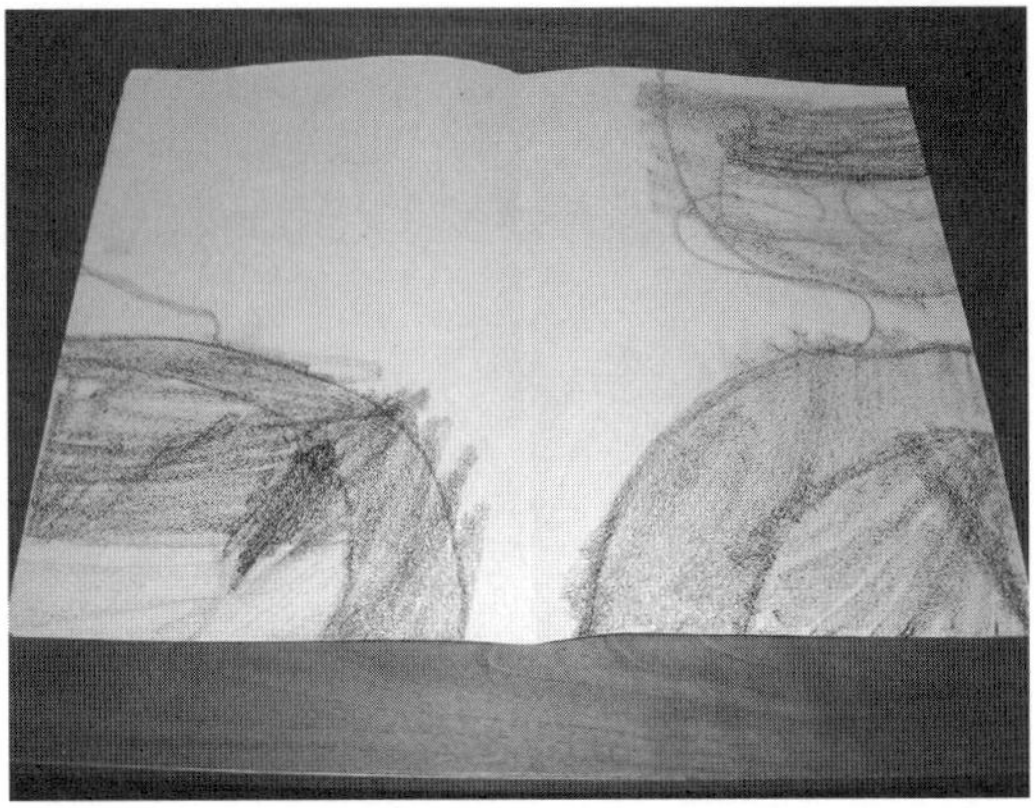

写真 4-4

クローズアップをしないのか。理由の一つは、空想を起点として描いているからである。空想の世界にはフレーム切りは存在しない。空想のなかでは、空想したもの全てが現れているのであり、隠れているが連続しているであろう部分、すなわち地平を持たない。視野の外側、外部地平は存在しないのである。言い換えると、テレビの画面を描いたり、クローズアップをする描画は模様に還元された知覚野の純粋な模写であり、フレーム切りをしない定型発達の子どもの描画は空想の投影である[3]。そして空想においては、知覚を素材として像が造られるとしても、本質的には情動性と身体感覚が図式化される、つまり感情表現されている。定型発達の幼児の場合は、写生の場合でも、空想と連動して対象の全体像が描かれている。像の厚みが、描き手の運動感覚に由来することは、サミ＝アリが豊富な描画資料を用いて示した（Sami-Ali 1974[4]）。表現の媒体が身体表面から紙の表面に移っているが、描画における身体性の投影と感情表現は図式化の仕組みを共有する。

逆に言うと、自閉症児の平らな描画の由来の一つは、身体性が浸透していないことにある。たとえば写真4−4では、ゴレンジャーという人物像が描かれているのに、一部分が模様としてクローズアップされることで、身体性が剝奪されている。そもそも彼らは感情表現や感情の読み取りが苦手、つまり運動感覚や情動性の図式化が苦手である。

定型発達の描画は様々な触発を、知覚から素材を借りた空想を通して、紙という媒体で形象化している。(5) つまりたとえ写生しているときであっても、知覚の模写を超える内容を持つ。何らかの感情や気分、身体性の表現であり、その表現のために知覚から借りられた形象が用いられるのである。木の描画から心理状態を判断するバウム・テストのような心理検査や、様々な芸術療法はこの仕組みを利用している。とすると、このような描画に表現された奥行き感や遠近感は、遠近法の技法と体の厚みの投影に由来するとともに、情動性に由来する意味の奥行きでもあるのだ。描かれた対象の大小は、しばしば遠近感ではなく情動性・気分と連動している。たとえば本人にとって大事な人物は大きく描かれ、萎縮している子どもの描く像は小さい。ところが、自閉症児の描画は、写真4−1のように均質で厚みを持たないことが多い。

しかしときには非常に精密な俯瞰図を描き、奥行きも正確に表現できる自閉症児に出会うことがある（写真4−5）。この場合には、後述する知覚の奥行きは成立している。しかしこの描画は空想の表現ではない。緻密な三次元の描写は、彼らの描画もまた知覚の模写であるということを示している。

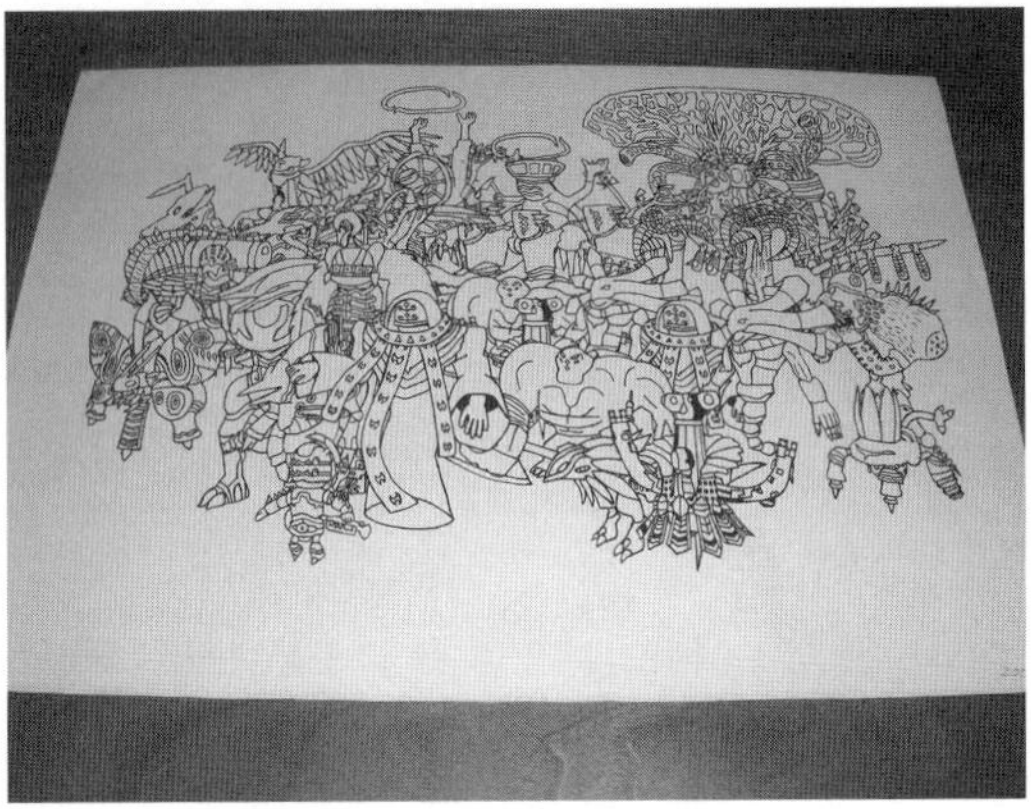

写真 4-5

あいまいな空想を核に持つときには、そもそも緻密な写生にはなり得ないからである。図式化に由来する歪みが生じ、これが絵に個別性の刻印を与える。逆に身体性の投影がないときに、正確無比な写生が生まれる。非常に描画のうまい自閉症児であっても、多くの場合目の前にモデルがないと描けない、つまり空想を基点として描くことができない。あるいはパターン化して記憶している絵しか描かないのはそのためである。この場合、遠近法の奥行きはあっても感情表現という、体に由来する奥行きは持たない。

## 知覚空間における他者という奥行き

図式化は、描画のみならず知覚空間にも意味という奥行きを与えることになる。自閉症児における、見えないもの（感情、場の雰囲気、言葉のニュアンスなど）を捉えることの難しさは、知覚空間構成の問題と関係する。本章最後で論じるが、定型発達の知覚空間は、情動や社会的記号といった知覚以外の意味で重層化されているのに対し、自閉症の場合はされていない。

知覚空間における意味の奥行きの例として、対人関係がある。自閉症児は指さしが遅れることが多い。あるいは状況に応じた相手との距離の調整が苦手なこともある。これは「ここ」・「そこ」・「あそこ」という対人関係に基づいた空間の座標ができていないことを示している。前章で触れたように、共同注意は自分と相手の身体の位置関係に基づいて、知覚空間が構造化する過程である。つまり間身体性の知覚空間での図式化といえる。定型発達と自閉症の大きな違いは、定型発達においては、生まれるやいなや間身体性が作動しているが、自閉症の場合は後天的に作動しはじめるということである（第二章参照）。当然、空間の構造化も変わってくる。

ここでは自閉症児における空間の対人的構造化について、共同注意より手前の発達段階の事例を見てみたい。すでに第二章で取り上げたフェルディナンである。もう一度引用する。

私は一人ずつみんなに、新しい年度の〈運動療法の〉時間に何をやりたいのか訊いていった。フェルディナンのところに来たとき、私は彼の「順番」を飛ばした。私は彼に何も尋ねずに、彼の左の子に声をかけた。驚いたことに、フェルディナンは興奮して、手を挙げる動作をして、顔は真っ赤になって、目をかっと見開いた。高い緊張した声で、「エリアンヌとジャンプ……」と言った。（Allouch 1999, p. 67）

重い自閉症だったフェルディナンは今までは自分の世界に閉じていて、周りのメンバーの存在を意識してはいなかった。視線触発はすでに潜在的には作動していたと思われるが、いまだ知覚空間に浸透し具体化していなかった。「無視」という否定性（後述）に気づいたとき、初めて相手の存在に気づき、相手に向けて発声したのである。このとき視線触発に気づき、そして対人志向性を創設した。この時「そこ」、つまり相手の位置が特異点として生成している。と同時に自分の「ここ」という位置にも覚醒したと思われる。知覚空間と対人志向性の成立によって分節し、奥行きが生まれるのである。[6] 事実この事件を境にして、フェルディナンの対人関係は大きく成長するとともに自分の体への気づきも生まれる。共同注意、つまり「あそこ」という位置が成立するのはこの次の段階である。「そこ」という奥行きが間身体性に由来し、自閉症においてはこの発達が遅れることが以上の議論からわかる。

**身体構成と奥行き**

一部の自閉症児の場合は、身体感覚が弱いことが原因で、方向感覚が弱いことがある。

私はどうしても、学校のなかで道順を覚えることができなかった。何もかもが同じに見えたし、自分の教室が何階にあるのかさえわからない。(……) もちろん、「上」だとか「向かい側」とかいった概念は知っていたが、個々の場面でそれらの概念が意味を持つためには、単語は画像と結びつけなければならなかった。結局、正しい教室にたどり着くまでに、あと三つは間違ったドアを開けてしまうこともあった。（Gerland 1997, 邦訳一〇二～一〇三頁）

このような記述は逆に、定型発達の場合に、知覚空間のなかに自分の身体的な方向感覚が浸透していることを示す。これがガーランドにはないので、極端な方向音痴になるのである（にもかかわらず極めてクリアに一度通っただけの道順をイメージ記憶している可能性はある）。定型発達においては身体表面という限界を超えて、運動感覚は空間中に浸透し図式化している。これが方向感覚である。そして場所を移動した際の視野の変化を織り込む仕組みも備わっている。つまり空想身体が、アクチュアルな身体を超えて作動するので、「あそこ」の位置に立ったらどのように知覚空間が構成されるのか、あらかじめ自ずと了解されているのである。この仕組みは図式化と空想身体の作用なので、第二章で見た自閉症児における両者の難しさから考えると、彼らの困難が予想される。

自閉症児はそもそも奥行きというものを知らないことがある。一つには複眼視や運動と知覚の協調といった身体の問題がある。フッサールは眼球運動と視覚野の連関および複眼視による立体視、そして裏側に移動して確認する可能性によって三次元を考える（Hua XVI, S. 204-256）。この分析は部分的には正しい。軽度を含めた発達障害を持つほとんどの人に当てはまる特徴として、非常に素早いがぎこちない眼球運動があげられる。高速で激しく転導する眼球は、視覚的な感覚与件と連動する知覚野を構成するのに不利であると推測できる。体を移動することで初めて壁の裏側というものの存在に気がつく事例もある。つまり見ただけでは奥行きのある空間を構成できていないのである。フッサールははっきりと示していないようだが、定型発達の場合、「裏側に移動して奥行きを確認する可能性」は実際に試してみなくても良い。つまり空想において体が作動する可能性を持っていれば、それでいつのまにか奥行きを構成できるのである。自閉症児の場合は、実際に裏側に移動しなくてはならない。つまり空想身体の作動がうまくいっていないことがわかる。

私は、「向こう側」と「内部」を発見したのだ。それはまさに大発見だった。歓喜と悲嘆が半々、本当に息をのむような驚きだった。（……）私は〔隣家の庭にいた猫の〕ヒギンズを抱き上げようと思った。そのためには、枝や葉をかき分けて生け垣の下に入らなければならなかった。眼を上げると、私の家の庭と隣家の庭を分けている生け垣が見えた。そしてそのエリア全体を見渡した。（……）すべてのもの裏側には何かがあるんだ！（Gerland 1997, 邦訳一〇五～一〇六頁。一部改訳）

しかし、遠近感の知覚だけでは、裏側という三次元空間特有の構造を説明するのには十分ではない。目には見えない「裏側」は、身体構成の知覚空間への拡大だけでは説明できない。次にこの部分に焦点を当て、もう一方の側面である論理構造の問題から考えてみよう。

## 2　奥行きという論理構造——カントの「原則論」から考える

### (1) クローズアップでできた世界——「拡がり」の起源

自閉症児の知覚は、細かいディテールを注視するために、全体像を見ない。たとえば、口や鼻といった部分に注目してしまうので、顔全体を表情として認識しない。これは、部分と全体の関係に関わる問題である。[7] ミニカーのタイヤのような細かい物体にこだわっている場合には、拡がりを持った空間は構成されない。全体を視野に入れることなく、クローズアップだけでできた世界に生きていることになる。このような場合には恐らく感覚を秩序立てるカテゴリー（経験を秩序づける論理構造）がインストール（原創設）されていないのである。空間構成と論理構造の関係をカントの『純粋理性批判』のなかの「原則論」を参照しながら考えてみよう。

カントは**拡がり**（外延量）という概念によって、部分と全体とをつなぐ仕組みを解明した。[8] 空間の連続性は、感覚的な印象の集合だけでは不可能である。拡がりが、あらかじめ感性の受容の可能性を開く必要がある（Heidegger GA41, S. 227）。発達障害にあっては、アプリオリな経験の論理構造が後天的に原創設される可能性がある。[9] この点を以下で考えてみよう。

なときには奥行きのない二次元空間が成立する。

### ⑵二次元空間――「裏側」の起源

ある程度発達した自閉症児は拡がりを獲得している。しかし奥行きはまだかもしれない。そのよう

例えば私は近所の家々にも内部があるということを知らなかった。すべては芝居の書き割りのように見えていたからである。自分の家の内部には空間があることは知っていたのに、そのちょっとした知識を向かいの家に結びつけることはできなかった。向かいの家は、紙と同じ、平面でしかなかった。〔……〕／平面的な視覚の影響はもう一つあった。私は、「下」とか「向こう側」という概念がわからなかったのである。(Gerland 1997, 邦訳七〇～七一頁。一部改訳)

自閉症を持つガーランドにとって、見えないものは端的に存在しない。奥行きと裏側が存在しない。空間は芝居の書き割り、あるいはプラネタリウムで星を見るようなものであろう。球面上に描かれている模様こそが、事物そのものなのである。つまり彼女は二次元の空間を生きている。物がタンスの下に入ってしまったときには、端的に消え去った・存在しなくなったということになる。「ボールは机の下に隠れることもあるということがわかっても、その知識が一般化・概念化しないので、「ボール以外の物も、何かの下や後ろに入って見えなくなることがある」というのもわからなかった。」(Gerland 1997, 邦訳七一頁) のである。

要点は二つある。まず一見逆説的であるが、「見えないもの」がない世界では欠損というものがない。ガーランドは見えないもの（否定性）を意識することはできない。見えているものが存在の全領域であり、「見えないけれども存在しているもの」は世の中に存在しないのである。見えているものだけが知覚空間を構成しているところでは、奥行きは成立しない。次に、対象の恒常性がない。見えなくても存在し続ける事物というものはない。いったん隠れて次に現れた事物は別のものになるのである。順に検討してゆこう。

**⑴否定性**と外的地平。ガーランドと他の人に与えられている感性的与件はほぼ同じである。しかしそれをどのように受容して構成するのかについて大きな違いがでてくることになる。見えているものだけで世界が構成されるときには、陰に隠れているものは単に存在の埒外に滑り落ち、何ものでもなくなるので、意識にのぼることはない。ガーランドの場合見えるものの外側は、了解可能性を超える何か恐ろしいものとなる。それゆえ彼女はクリスマスプレゼントの中身がわからないことを、何よりも恐怖と感じていた（Gerland 1997, 邦訳三三頁）。第三章でこの得体の知れない何かを「現実」と呼んだ。しかもこの何かは「見えない」とすら規定されない。感性的現象の中に規定し得ない何ものかが残る。この何かは侵襲する場合を除いては、意識することができない。そして侵襲したときには対応不可能なのでパニックとなる。

否定性が成立するとき、何が起こるのだろうか。「見えるもの」の彼方が「見えないもの」、**裏側**として規定されるのである。「裏側もだいたい表と似たような姿をしているだろう」という意識が生まれ、了解可能性に収まる。こうしてフッサールが外的地平と呼んだ、見えない面の志向的分節が成立し、知覚野が裏側を持ったものとして統一される（Hua XI, S. 6-7、邦訳一八頁）。これが単に感性の問題ではなく、概念すなわち経験の論理構造の問題であるのは、ガーランドがたとえ一度裏側を経験したとしても、それを一般化して、他の事象に応用できないことからもわかる。[10] 知覚空間の奥行き構造は、概念のインストールを前提としているのだ。「「下」とか「向こう側」がわからなかった」という言葉は知らガーランドの記述は、まさにこの概念の不在を示している。「下」や「向こう側」という言葉は知っていても、外的地平という経験構造としては成立していなかったのである。

⑵否定性と**欠損**。さて裏側は単に表面に連続したものとして、志向的に分節されているだけではない。裏側には「何とも知れない部分」、対象そのものには還元できない欠損・死角がある。外的地平には、「裏側には想像できない部分・下書きできないものが残る」という欠損の意識が伴っている。このわからない部分、欠損が残り続けない限り、裏側は裏側とはいえない。定型発達の空間構成においては、こうした「還元不可能な欠損」が設定されているのである。これは時間において予測し得ない未来が残るのと同じである（第三章参照）。本来的な欠損性、死角が空間の地平性、奥行き感を支えている。裏側という構造の成立とともに、欠損という形で現実を囲い込み、規定することができる。ガーランドはこの死角を否認していたと言える。この欠損という構造が三次元の不可欠な構成要素であることを、身体運動と眼球運動を重視したフッサールは見逃していたように思われる。

⑶**恒常性**について。否定性の導入は、恒常的な対象の成立と相関的である。「ボールが見えなくな

ってしまった」ときには、「見えない」という否定性が、「それでもボールはある」という対象の恒常性と連動するからである。以前見えたものと今見えているものが同じであると保証するのは、感性的与件の一致ではない。たとえばガーランドは、半年ぶりに帰宅した父親が（姿形は似ていることがわかっているのに）同じ人物であるとは気がつかなかった（Gerland 1997, 邦訳四四頁）。自閉症児は同じ感覚与件であっても同一物であるとは認識しない場合があるのだ。必要なのは恒常性という論理的原則で経験が構造化されることである。[11]「いないいないばあ」に喜ぶ乳児は、欠損と恒常性という二つの概念（経験の論理構造）が創設されたことを楽しんでいるのだ。この創設によって、私の意識に映る主観的なイメージが、外部に実在する客観的な対象となる。[12]

こうして**対象性**という概念が成立する。[13] 対象性の本質は目に見えることではない。「見え」を超える恒常性を設定することである。つまり対象性は感性的な所与ではなくて概念である。[14] 属性の変化の中での統一、属性を受け入れる基体が必要である。感覚そのものは、時間意識ではあるが客観的な時間位置は持たない。このような対象性が客観的な時空間位置を持つ。[15] 対象性の成立と、論理構造としての地平構造（奥行き）の成立には相関関係があることがこれでわかる。

対象の恒常性は、得体の知れない裏側を安定させる。裏側の現実には不可解さが残り続けるが、否定性・欠損と恒常性という規定は知覚の中の了解不可能な闇、すなわち**現実を跨ぎ越す**。[16] つまり現実そのものを経験することなく外堀を埋めることで、間接的に現実を受容するのである。現実を直接経験することはできない。しかしわれわれはさまざまな現実と出会ってはいる。できることは、ただ了解可能性の限界を決定して、了解不能な現実の外堀を埋めつつ囲い込むことで、間接的に受容することである。こうしてカテゴリーのあるところでは、現実が、異他性・了解不可能性を保存しつつ、他のいかなる経験様式にも還元できない固有の次元を形成して安定する。自閉症児における論理構造に由来する奥行きの欠損は、前章でも問題になった、**現実の次元化**（現実を独立した次元として設定する力）の弱さと連動している。自閉症児の場合は、現実は単なるパニックを引き起こす不測かつ過剰な感覚なのである。

現実の受容に失敗すれば経験が破綻する。自閉症児のように現実が、単に感覚の過剰や突発事を意味するときには受容は不可能であるので容易に侵襲する。逆に定型発達の人が、現実をたとえば「欠損」という柵の向こう側に位置づけ、了解不可能なもの固有の次元として区切るときには、同時に概念による経験の分節が生じるのである（この囲い込みには多くの種類があり、人間の文化事象の多様さの一因となっている）。感性と運動感覚だけでは、経験を安定させることはできないし、三次元の空間はできない。

### (3)「立体感」の起源

ここまできて、写真４－２の見えない面も同時に描く展開図のような描画の意味を考察できるようになる。別にこれは自閉症特有の描画ではないかもしれないが、自閉症児に頻繁に見られる。この展開図は、現象学的にはいくつかの特徴を持っている。確かに二次元的な奥行きのない描画である。しかしもしも裏側が存在しないなら、裏側までも展開図にして描くことはないだろう。つまり、彼は裏側の面の恒常性に気づいている。それでは何に気づいていないのか。同時に存在する二つのものを同時に見ることはできない、ということであり、時間的な存在である人間には常に死角があるということである。三次元的な空間の立体感の成立には、拡がりと否定性・恒常性の他にもう一つの要素が必要なのである。

カントは「原則論」の「第三の類推」の中でこの問題を扱っている。見えない裏側が、それでも同時に存在するのは、Aを見てからBを見ることもできるし、Bを見てからAを見ることもできるという相互の因果が成立するからである（KrV, A211/B257）。カントにおける同時性の原則とは、物理学の大前提である事物間の力学的な相互関係を基礎づけるものである。しかし現象学的に読むと、空間秩序に客観的時間というパラメーターを導入することで、知覚野の連続性と地平構造（見える面と見えない面のあいだの秩序）を確保する仕組みであると言うことができる。裏側を見るためには移動する時間が必要なのだから、時間の連続性の中ではじめて、空間の連続性は保証される。時間秩序がないと、あらゆる面が視野の中に集められてしまう。全ての面が一度に描かれてしまうことになる。つまり時間の流れの意識と立体感は連続しているのである。

このカテゴリーをわざとかっこに入れて経験の極端な可能性を積極的に探究したのが、ピカソやブラックをはじめとしたキュビズムの絵画である。

## 3　路線図的空間——自閉症児固有の空間構成

これまでのところで、定型発達にはあって自閉症の空間構成に欠けていると思われる構造について論じた。しかしこれは定型発達からの視点であって、彼ら自身はこれを別に欠損として意識しているわけではなく、経験は彼らの仕方で完成している。とりわけ、奥行き、そして目の前にない遠い空間を、彼ら独自の仕方で構造化している。その一例を取り上げておこう。

自閉症児は旅を好む。自閉症児が幼少時から、一人でふらふら歩いて迷子になりやすいのはよく知られている事象である。通常は、愛着の形成が難しいので母親から離れても不安が生じない、というような形で説明されることが多いと思われる。しかしそれでは旅を好むことの説明にはなっていない。村瀬学は実際に、ある小学五年生の趣味である、各駅電車を一日中ひたすら乗り継ぐ小旅行に付き添い、その結論としてこう述べている。

この「小さな旅」に同行して、わかったことがある。それは、Kちゃんが、自分の頭の中の地図を繰り返し追体験して確実なものにしている、というものだった。幼稚園の頃から始まっていた電車への関心は駅名を覚えることで「地図」として拡がっていって、その「地図」が家族との「遠出」で実体験され、「地図」がただの暗記物でなくなった。（村瀬 2006，九九頁）

正確に言うと番地やモニュメントが記載された「地図」ではなく、駅名を線で結んだ「路線図」をKちゃんは暗記し、それを現実の世界と照らし合わせようとしている。確かに、細かい路線図を正確に描画する子どもに出会うことが私自身もある（村瀬 2006，六四頁にこうした描画の写真がある）。

見知らぬ場所を恐れ、幼稚園から帰る道順すら変えることのできない自閉症児と、このような旅への愛好を示す自閉症児の例というのは表面的には矛盾する。しかし、場所の変化を嫌う自閉症と、旅好きな自閉症は、双方とも知覚的な秩序で世界を構造化している点で共通する。彼らの「旅」は環境の変化を楽しんでいるのではなく、村瀬も指摘しているとおり、暗記した路線図を確かめて、見知らぬ空間を秩序化しているのであろう。つまり変化を好んでいるのではなく、目に見えない不測の事態を消そうとしているのであり、知覚優位という点では居間のごみ箱の位置の変化を嫌うのと同じである。

村瀬が使った「地図」という言葉ではなく、「路線図」であると強調する理由は、路線図においては、地図に書き込まれている意味のある記号が限りなく剥奪されているからである。駅名という単なる標識とそれを結ぶ線だけで成立する構造化は、極端に単純な空間の構造化である。少なくとも、目には見えない社会的意味によって裏打ちされることはない。

定型発達の場合は、その場所の用途や、その場所にまつわる人間関係・感情といった目には見えない意味づけをもとにして遠い空間は秩序付けされている。たとえば、家・店・遊園地・学校はそれぞれ異なる意味を持つ。もちろん、遠近感も重要な要素となるが、最も重要なものではない。意味の秩序が、目の前にない遠い空間を秩序づけていて、距離もそのような意味づけの一部である。であるから、見知らぬ土地の各駅停車しか止まらない駅は、普通は意味を持ち得ない。

ところがKちゃんの場合は、路線図と実空間の対応だけが問題なので、全ての駅が、均質な重要度を持つのである。あるいは子どもによっては、線が交わるところ、つまり乗り換えのある駅が重要性を持つ。自閉症児の場合は、可視的な路線図の知覚的な構造を、眼前にはない遠い空間にもあてはめて理解している。ここでは生活に根ざした意味的な遠近感は存在しない。彼らは路線図を骨組みとする知覚の一覧として世界を構造化している。自閉症であったと考えられる画家山下清の放浪について、村瀬は次のように述べている。

> これ〔年譜〕を見ると、彼は決して当てもなく「放浪」していたのではないことがわかる。彼は、ちゃんと「線路」と「行く先」がわかった上で「線路づたい」に歩いていたのである。というよりも、そもそも「線路」と「駅名」は、彼の住む世界の順番や順序になっていたのである。そして、彼はその「線路」と「駅名」を通して、「日本全体のイメージ」を得ていたのである。（同書、一七八頁。傍点は引用者による）

大事なことは、自閉症の人は彼らの仕方で、空間を構造化している、ということである。それ自体としてはネガティブな契機は含まれていない。単に、定型発達とは異なる仕組みで構造化しているということであり、肯定的な経験である。つまり、路線図を描き、旅をする、というのは彼らの世界構成そのものであり、彼らの世界内存在あるいは路線図−内−存在というあり方を形作る極めて重要な営みであることがここからわかる。路線図と時刻表で世界が構造化されているとしたら、それは幾何学的な美しい姿ではないだろうか(17)。

ここで二つの論点を取り上げたい。まず、この空間意識は時間意識と相似的である。つまり定型発達では、長期記憶と見知らぬ空間を言語的に構造化するが、自閉症では知覚的な手がかりで整序する。多くの自閉症児の長期記憶は、彼らがしばしばもつ驚くべき記憶からもわかるとおり、映像記憶である。つまり感性的な印象がそのまま沈殿しているのであり、しばしばフラッシュバックを起こす。知覚と長期記憶が、同じ感性的な秩序として連続しているのである。ところが定型発達の長期記憶は、大部分が（言語的な）意味の記憶である。感性的な秩序も保存されているが、通常は単独でよみがえることはなく、意味の記憶に付随して想起される。これは遠い空間を、自閉症児が知覚的な秩序と連続的に理解するのに対し、定型発達が意味のネットワークをもとにして秩序づけるのとまったく同じ違いである。

そしてどちらの場合も、現実を次元化するかどうかの違いである。定型発達では、予測できない出来事を予測する働きが未来を作り、得体の知れない裏側という現実を欠損としてくることで三次元が成立する。ともに現実を論理構造で隠蔽する。自閉症ではこの構造が創設されにくい。

次の論点は、住まうということについてである。一部の自閉症児は、幼児期には母親のもとにとどまらずに一直線に迷子になり、一部の人は定住することなく路線図をたどり続ける。彼らは路線図を標識とする知覚の一覧として世界を生成・構造化している。世界を構造化し、安定させるためには路線図に沿って動き続けるしかない。とすると定型発達にとっての「住まう」ことがもつ意味は、そこにはないのかもしれない。その場合は定住していたとしても、定型発達と同様の意味は持たないだろう（ただし知覚の安定が彼らにとって決定的に重要な意味を持つがゆえに、引っ越しが苦手な人は多い）。

住まうという審級は、間身体性と情動性に基づく特異な構造を持つ。このような形での世界への投錨は、住まいと社会との対比を生み出す。社会は活動の世界であり言語・社会的な意味で複雑に分節されている。おそらく、一部の自閉症の人たちは、このようなやり方とは異なる仕方で世界に投錨している。家と社会という対の代わりに、たとえば路線図と知覚空間という対が世界の構造の軸となる。彼らが固執する路線図（時には時刻表）は、家とは別の仕方で、世界の基点となっているのであり、定型発達にとっての家と同じ生存に関わる重要性を持つのである。

この住まうことについてもう少し論じてみよう。

## 4　安心感——視線触発に由来する空間性としての

### 世界への住み方

世界への住み方は、安心感を形成する構造に由来する。この節では、空間構成における視線触発の役割を考えてみよう。先ほどの議論で確認したとおり、空間構成とは、単に知覚対象に座標軸を与える作業ではない。運動感覚や情動性、空想といった、感覚・知覚とは異質な現象を調和させ、秩序づける働きである。この調和と秩序が「世界に住む」という事象の現象学的な内実であり、この点でも自閉症の人と定型発達では差異が見られる。

ほとんどの自閉症児が感覚異常をもつことは良く知られている。特定の音、触感、味を嫌い、また特定の感覚を偏愛するかと思うと大きな音や明らかな暴力に反応を示さない。もう一つの特徴として感覚過敏を和らげるために、彼らはしばしば体を締め付けることで安心感を得ようとする。

子供たちは優しくあるようにしつけを受けなければならない。わたしはその機会を逸したので、今、学ばねばならない。締め付け機 squeeze chute はわたしに母の腕に抱きしめられ、あやされているような感覚を与えてくれる。(Grandin, Scariano, 1986, 邦訳一三九頁)

(……) ソファーの後ろやベッドの下に潜り込み、家具の張り地を爪でつまんで、ごわごわした感触を楽しむのだった。静かなせまい空間にすっぽりはまる感じも良かった。特に、自分の身体が空間の大きさぎりぎりというのが大好きだった。まるで服を着るように、空間を着る、洞窟を着る。ぎゅうぎゅうに詰まるというのは安全な感じがした。半端な隙間があってはならない。ぴったりおさまれば、わたしは落ち着きに満たされる。そうすると、あの、常にやむことのない首筋の不快感

も和らぐのだった。(Gerland 1997, 邦訳二三頁)

この二人のような記述が多くの自閉症者の手記にほぼ共通して見られることから[18]、自閉症者はいわゆる常同行動の他に、狭い場所にはまりこむことへの嗜好があることがわかる。[19] グランディンからの引用にあるように、この嗜好は、母親に抱かれることの代替物であるとも言える。ところが周知の通り、多くの自閉症児の特徴として母親に抱かれようとしない、抱っこしても物を持ち上げているようであるという事実がある(ある時期を過ぎると逆に極度に強い愛着行動が生じるとしても[20])。一部の自閉症児は実際の母親による抱っこにおいては、抱かれることができずに、その代替物である人工の締め付けで安心感を得るのである。安心感を作るなにがしかの構造が、定型発達と自閉症に共通する普遍性を持つが、一方で視線触発の発達の違いゆえに表現形が大きく異なると言える。

## 安心感の現象学と自閉症

抱っこという現象に関しては、イギリスの小児科医で精神分析家であるウィニコットがすでに詳細な分析を加えている。彼によれば、抱っこ holding は乳児に安心感・安定感のみならず身体的な統合を与える。[21] 定型発達の場合、これが自己感の基盤となる。

抱っこする母親は、子供の身体のバランスがどういう状態にあり、快適なのか不快なのかを自然と感じ取る。つまり母親は単に物理的安定感を与えているだけでなく、視線触発によって開かれた間身体性の次元において、子供の体（運動感覚や情動性と、その強度やリズム）を感じ取り、シンクロしながら支える。こうして、第二章で分析した感情表現と非言語的コミュニケーションの基盤が形成される。

さて、子どもが抱かれようとしないとき、母親は物を持っているように感じることになる。このとき何が起こっているのであろうか。母親は抱っこを子供が受容することを期待しているはずである。それが期待の通りにいかない場合、母親の働きかけは脱臼する。抱っこという「お互いの視線触発の中で、お互いの運動感覚が調和して、一つのシステムを作る働き」が作動していないと言える。母親が子供の状態を感じ取るためには、子供が母親に抱かれうる必要がある。これが欠損した場合、母は子供が何を「考えている」のかわからなくなるであろう。子どもの身体状態や感情を感じ取れなくなる。それゆえ、重い自閉症児を前にすると、目の前にいるにもかかわらず、あるいはたとえ彼が私によじ登ったとしても、お互いが別の世界に住んでいるような印象を受ける。

定型発達の場合、子どもは母親の抱っこやケアの安定を自分の安定そのものとして生きている。抱っこが自分自身の構造なのである。知らない人に抱かれることで普段と異なる間身体性が生じただけで、安心感は崩れて泣き出し、パニックを起こすほどである。つまり、子どもは間身体性を自分自身の安心感として生きている。

それでは自閉症児は何を経験しているのか。視線触発に開かれていない子どもの場合、二人の運動感覚の調和と相即が起きない。母親の物理的な接触は、感覚過敏を持つ子どもにとっては単なる不安定な触覚的刺激として受け取られることもある。つまり自閉症児の場合、母親との出会いは、抱っこの安心感とはまったく別の体験を発生させるのである。頑強に抱っこを拒む子どももいるのはそのためであろう。

抱っこをこばんだグランディンは後にハグ・マシーンと呼ばれることになる体を締め付ける機械を作製することで、感覚過敏を抑えて、情動性を安定させた。この装置は今では市販もされて広く使用されている。[22]

その効果は刺激的でありながら、同時にリラックス感をもたらした。だが、自閉症者である私にとって最も重要なことは、情愛の過剰表現のなかに飲み込まれるような感じではなくて、私自身がコントロールする立場にあり、締め付けのほど良さをアン叔母に指示できたことである。締め付け機は私を神経発作から解放してくれた。(Grandin & Scariano 1986, 邦訳一二二頁。一部改訳)

この機械の本質は、自分でコントロールできるということである。抱っこは他者から到来する予測不可能な感覚刺激であるが、ハグ・マシーンの刺激は予測できるし、心地よい程度に調整できる。つまりハグ・マシーンによる安心感は自足的に成立する皮膚感覚の安定であり、視線触発はその回路にそもそも組み込まれていない。逆に定型発達においては、母から到来する視線触発（視線・触感・匂い）が皮膚感覚や運動感覚と調和することで「安心感」が成立する。ウィニコットが示したように、保護者との関係を内面化することが、大人の安心感の起源となる。自閉症児の場合は、ハグ・マシーンなどで自力で作り上げた安心感の構造を対人関係に応用することで、逆の順序で対人関係の持ち方を学ぶこともあるようである。[23]

自閉症児の好むハグ・マシーンや狭い場所は、視線触発を用いずに自分自身の能動性によって、自分の運動感覚・皮膚感覚と情動性とを調和させ安定させる装置である。視線触発の図式化とは異なる仕方で、世界の中に安定した仕方で住む方法である。

定型発達にとっても自閉症児にとっても、世界に住むとは安心感の構造を創設し、そこを基点として行為を組み立てるということである。安心感の構造を媒介として、知覚空間の中に、運動感覚と情動性という知覚とは異質な現象を位置づけることができるのである。定型発達の場合はここに視線触発が構造的に組み込まれている。[24] 自閉症児の場合はそうではない。路線図を介して世界に住む自閉症児と、定型発達の住み方の違いは、以上のように抱っことハグ・マシーンとの構造的な違いであることが明らかになった。

# 第五章　「ミニカー並べ」と思考の構造——形の次元と知覚的空想

重度の自閉症児の遊びでは、ミニカーを一列に並べたり、至近距離から何十分も眺め続けることが知られている（写真5－1）。多くの場合自閉症児はミニカー全体を眺めているわけではなく、タイヤやマーク、座席などの極細部を注視し続ける。並べるのは一般にミニカーや電車の模型など堅くて規則性のあるものである。注視するタイプの常同行動・感覚遊びの場合は、水滴に見入ったり、ひもや棒を揺さぶったり、あるいは画用紙の直角の角を二つ合わせて一八〇度を作って注視したりとさまざまな場合がある。本章では遊びの分析を通して彼らの創造性と思考の構造について考察する。

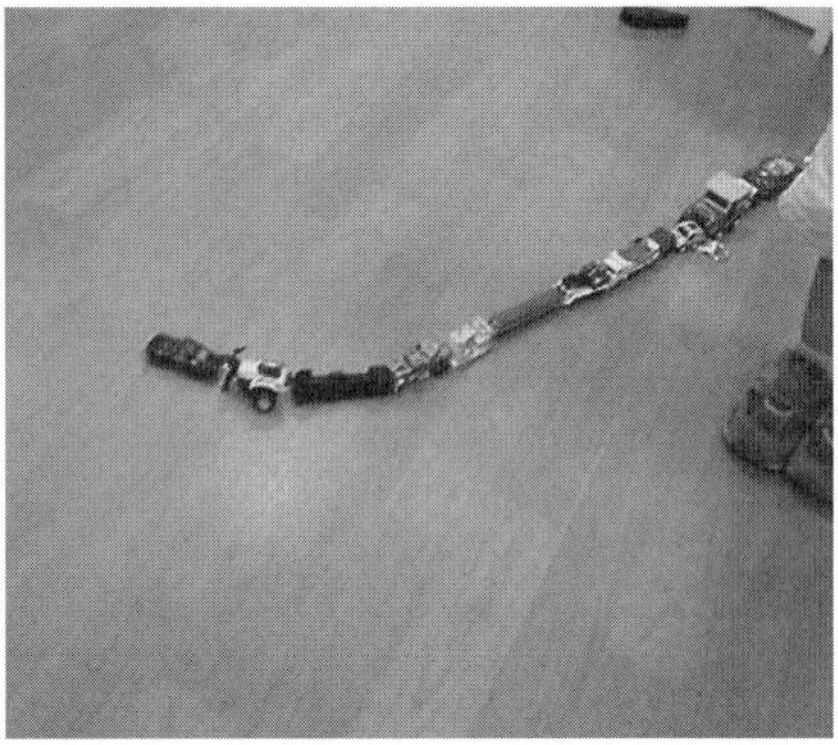

写真 5-1

# 1 無秩序な遊び

「折れ線型」など自閉度が非常に重いごく少数の自閉症児は、はじめのうちは並べ遊びや常同的な感覚遊びも行わないようだ。この場合、子どもはふらふら歩きながら手当たり次第に目の前にある事物をただ散らかす。注意の転導が激しく、同じ事物に二秒と集中できない。手に物を持ったかと思うと、次の瞬間には手から滑り落ちている。しかし意識的に落としたわけでもない。落ちることに快感を覚えているわけでもなさそうだ。つまり行為にスタートとゴールがない。目的を持った行為が成立しないだけでなく、「持ち上げたものを降ろす」といった行為における最低限の持続・まとまりがない。全ての行為は瞬間的で衝動的である。

逆に言うと、並べ遊びをする自閉症児は行為のまとまりをもつ。このときは、体験の連続性と気づきという意味での自己性があるのだろう。折れ線型の場合、行為にまったく型がないので、彼らが体験している意味はそのつどの感覚刺激だけであり、行為には気づきが伴っていないように見える。この状態は、他者とのコンタクトをまったく許さないがゆえに、直観的な印象に基づく分析が難しいが、記述の限界点として以後参照してゆくことにしたい。

分析が困難とはいえ、コンタクトの不可能性には、二つの側面があることがわかる。一つは視線触発の不在、もう一つは相手の身体に共鳴しない、すなわち（直接は現前しない他者の身体感覚や情動性を潜在的に感じる）空想身体が共鳴できていない（ミラーニューロン系が作動しない）ということである。子どもはこちらへ向かってこないし、人や物の運動にシンクロすることもない。そのため観察する者も、彼の情動性の作動を直観することができず、分析が困難である。この困難も、遊びの不在や行為のまとまりのなさと恐らく連関がある。それなら逆に、遊びや行為一般の発達を、空想と視線触発から考えることには一理あるだろう。

## 2　並べ遊び・常同的な感覚遊び

### 人のいない世界

並べ遊びや感覚遊びの場合は、行為のまとまりはある。多くの場合、観察者は直接のコンタクトはとれなくても、子どもの運動に同調（シンクロ）することはできるし、同じ行為をすることで、間接的に関わることもできる。この点が、折れ線型の行動との決定的な違いである。

ミニカーを並べたり、注視したりする常同行動の段階においては、視線触発は作動せず（普段は作動していても、遊びに没頭しているときには呼びかけに気づきにくい）、一人だけの世界のなかで秩序があるか破れるかだけが問題になる。だから遊びへの介入に抵抗したとしても「人に対して」の反抗ではない。秩序が壊れたことに対して苛立ったり恐怖を感じているのである（「人は私のかんしゃくを怒りと解釈していたが、実はそのほとんどは、純粋な恐怖だった」［Gerland 1997, 邦訳四九頁］）。物だけでできた人のいない世界、事物と生物の区別がない世界であると思われるが、ドナ・ウィリアムズは逆に事物を擬人化して回想している（「私がぶつかったので椅子が倒れる。論理的に言って、私が椅子にぶつかったことを椅子が感じ取っていることの証拠だった。椅子に座るとクッションが沈む。椅子は、私がどれほどの重さかはっきりと知っていた」［Williams 1994, 邦訳一五〇〜一五一頁。一部改訳］）。予測できない動きがないだけに、人よりも事物に対しての方が安心感をもてたのであろう。そして事物の運動とは共鳴できている点は、折れ線型とは異なる。

### 自己触発感

並べ遊びや感覚遊びの場合、単純な皮膚感覚の反復・形・運動の知覚への没頭が必ず見られる。つまり一定の形・リズムを、快適な体験として構成していることになる。このような常同行動は、感覚が感覚を触発する自己触発といえる。(1) 再帰的な触発の中で、体験の連続性（＝自己性）を生み出しているのである。

このとき感覚に対する気づきはある。感覚は意識を触発し、連続的な体験が成り立っているが、まだ外的な対象としては定立されていない。この層自体は定型発達でも作動しているので、通常の現象学で記述できると思われる。超越的な知覚対象の定立が問題にならない先対象的次元においては、客観空間内に位置づけられるわけではないので、おそらく五感の差異は問題にならない。この状態はスターンが生気情動と呼んだ、五感が共有するリズムと強度の体験が直に露出する状態であると思われる（Stern 1985, 邦訳六四～六五頁）。この層は、定型発達と自閉症が共有するのだ。(2) ドナ・ウィリアムズが、成長した自閉症者としての視点から、この体験について次のような描写を与えている。自閉症児の体験をかいま見させてくれると思われるので引用したい。

「ピンクの街灯！」と叫んで私は街路を横切り、光り輝く一五フィートの神のもとで立ちすくんだ。（……）色の本性を感じ取ろうとして次第に深く深く色の内側に入っていった。やがて私は自分が誰なのか、何なのかという感覚を失っていった。一色一色が、私のうちに違った感情を呼び覚まし、それと共鳴し合った。（Williams 1996a, 邦訳二一頁。一部改訳）

このような感覚への共鳴は、定型発達者の視点から見た場合、「我を忘れている」と見える。たとえば単純なテレビゲームへの没頭において自己意識が消えて、イメージの連鎖だけが意識を占めるような状態である。反省的・能動的自己意識は未だ働いていないために、一見自己性の不在に見える。しかし体験への気づきという特異点（受動的な自己意識）は析出される。とすると自閉症児は自己意識や能動性の極としての自我はもたないが、体験の気づき・局在化という意味での「自己性」は経験しているということになる。感覚や運動への共鳴・没頭が、ある種の自己性を形成しているのである。恐らく空想身体（ミラーニューロン）が人ではなく物に対して働いているのだろう。(3)

もし常同行動のまとまりがなかったら、気づきの連続性すらなくなり、この時初めて完全に自己不在であると言える。折れ線型の行動と、ミニカー並べの差異である。自己の萌芽としての行為のまとまりと行為への気づきの有無ゆえに、同じ自閉症でも両者の間には跳躍がある。

視線触発を基点として「見つめられる私」として自己を発達させる定型発達児と異なるのは、自閉症児の自己の発達の出発点が、この自己触発感であることだ。定型発達の場合は、生まれるや否や作動する視線触発と自己触発感が、ごく初期の段階においてすでに浸透(4)している。たとえば授乳時に乳児は母親の目を見つめる（Spitz 1965, trans., p. 39）。授乳において五感で母親の身体を享受しながら同時に見つめ合うことで、感覚的な自己触発（快）と視線触発が浸透する。この場合、自己触発感はすでに視線触発によって分節されているのである。(5) 自己触発感は定型発達児においては単独では作動しないが、自閉症児の場合は単独で作動する。これが自己という視点から見た自閉症と定型発達の初期設定の違いである。一人で完結し、情緒的には他者を必要としない自己が現実化する。

## 空想と知覚の区別がない――知覚的空想の問題

彼らは外から見ると空想に没頭しているようにも見えるが、むしろ空想と知覚が分化していない状態にあると考えた方が適切であろう。そもそも自閉症児は身体感覚が弱い場合が多く、(6) さらに知覚対象が客観世界に定立されたものとして成立していないので、自己と世界の区別が曖昧であると思われる。「他者にとっても実在する、飲むという用途をもったコップ」ではなく、「円筒形の堅い事物の感覚刺激」にすぎないような、対象の外部性がない世界、感覚の連鎖＝自己性という世界である自己触発の世界において、知覚と空想を区別する基準は（本人にとっては）存在しないと思われる。あるのは知覚と空想を包摂する次元、一定の運動や形が現出し継起する**形の次元**である。

ビデオのものまねを反復する常同行動の場合も、何かを思いだしてイメージしている限り、第三者の視点からは空想が作動していることになるが、おそらく本人は空想と知覚を区別していない。それゆえ定型発達とは異なり「空想」に没頭していても、目に見える障害物は避けることができるのである。空想と知覚が分化していないまま混然としている状態である。

さらに重要な違いがある。自閉症児は、単に知覚と空想を区別していないのではない。自閉症児の問題は、むしろ**知覚的空想**と呼ばれる現象が成立していないことである。知覚的空想とは、ままごとやごっこ遊びで作動する働きである（Hua XXIII, S. 514-515）。石を知覚しながらケーキと思い見なし、自分自身でありながら、同時にママの役を演じる、という知覚と空想が重なり合う現象である。知覚的空想は、ごっこ遊びの構造の本質である。要点の一つは、知覚的空想において、人は自分が演じていることを意識しているということである。あくまで知覚と空想の区別はついている。石は石であって空想のなかでケーキと思い見なしているわけであるから、食べるまねはしても実際に食べてしまうことはない（逆に、多くの自閉症児は食べ物のおもちゃを口に入れてしまう）。私は私でありながらママを演じているという意識を持つ。知覚と空想の差異化と浸透が同時に起こり、それに気づいている現象であり、気づきがないと、この差異化と浸透は成り立ち得ない。ところが、自閉症児の常同行動、そして次に論じるものまねは、観察者からは「ごっこ」すなわち知覚的空想に見えることがあるとしても、実際には彼らは演じているわけではない。アニメのキャラクターと一体化していてもそれは意識的に演じているわけではない。「知覚と空想の区別がない」とは「知覚と空想を差異化しつつ複合し、それに気づく」という仕組みがないことを意味している。

## 3 曼陀羅とものまねへの没頭

ごく一部の自閉症児は一直線に並べるのではなく、平面にびっしりオブジェを規則的に敷き詰めて、曼陀羅を作り上げる（写真5－2）。この状態は事例が少ないこともあって分析が難しいが、一定の自閉症児に見られる、アニメなどのものまねへの没頭と類比的な現象であると仮定して議論を進めることにしたい。常同的なものまねは、過去の知覚を遅れてオウム返しする、一種の遅延エコラリアであるが、時空間的に拡がりのある常同行動という点で、曼陀羅と共通し、またその強い自閉性も類似するからである。

こうした行動を示す自閉症児では視線触発が不在であり、真に独我論的な自分だけの世界を形成している。(7) 場合によっては他人を遊びに巻き込むことがあっても、それは遊び相手としてではなく、曼

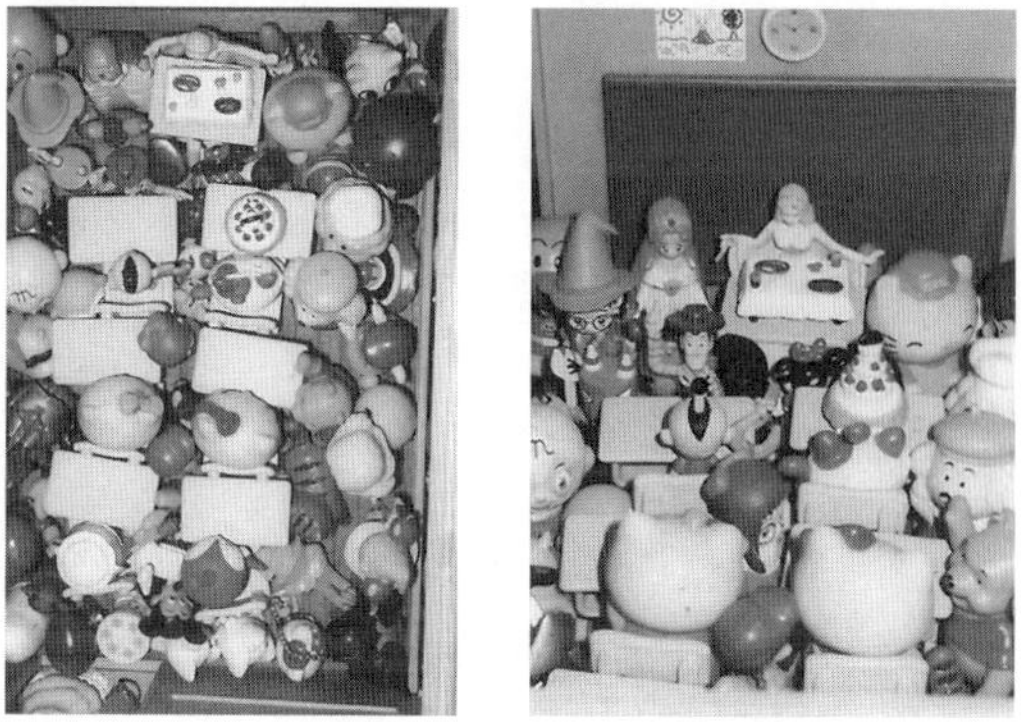

**写真 5-2**

宮尾先生提供の写真：上方中央の「シンデレラ」？が中心。外側の列の人形は内向きで斜め下を向く。中央の二列の人形は机に座りシンデレラの方を向いている。

陀羅やものまねを構成するオブジェの一つとして配置するためである。

**純粋構想力**

並べ遊びや感覚遊びが単調な形しか産出しないのと比較すると、曼陀羅とものまねは複雑な形象をつくる。意味・創造性はある枠の範囲で発揮されている。つまり並べ遊びが線という単純な形象に固定しているのに対し、二次元・三次元の拡がりと、ある程度の変化・発展が見られる。カントの用語をつかうと、並べ遊びや常同行動が同じ形や感覚を繰り返す再生的構想力の産物であるとすると、とくに曼陀羅では新たな形を作る働きである産出的構想力が(視線触発なしに純粋に) 作動している (翻って、折れ線型の場合は、構想力はまったく働かない)。しかし並べ遊びの場合と同じように意味は独りよがりのものであり、他の人には通じない。

この純粋な構想力は、意味という現象の多様性を暗示している。一方で、定型発達における意味や価値と呼ばれる現象が、対人関係の複雑な発達を構造に組み込んでいることも暗示している。形の次元が、対人関係や社会的意味と浸透しないときに、そして知覚的空想と浸透しないときに、人間の中にある構想力という「形の増殖機能」が単独で作動して、曼陀羅として発現すると考えられるのである。形の次元については、第六章で詳述する。

## イメージへの没頭と現実の不在

しかし曼陀羅やものまねで働く空想はままごとのような知覚的空想ではない。つまり砂の塊をケーキに見立てるように、ある事物で別のものを表現しようとしているのではない。ものまねをしている子どもは、テレビ画面そのものになりきっているのであって、自分ではない役を演じているのではないのである。知覚的空想は、空想と知覚が差異化しつつ浸透することで、運動感覚や情動性の図式化の場となる現象だが、曼陀羅やものまねに没頭している状態は、空想と知覚の未分化な状態を示している。文字通り夢うつつの区別がない状態である。

曼陀羅あるいはアニメのものまねへの没頭における「物語」は空想上の対話ではなく、誰にも呼びかけない（言語意味が把握されているかどうかも不確かである）。つまり視覚的イメージの連鎖に付随する音声イメージの反復であり、社会的・言語的意味は度外視されている。ものまねは、「何か」を物語っているわけではない。イメージ世界（形の次元）に没頭しているのである。

演じることとは観客がいて初めて意味を持つのであるから、知覚的空想は対人関係の中で生成する現象であり、視線触発の非常に弱い子どもにとっては、知覚的空想が生まれる場が整わない。知覚と空想が未分化であることも、間主観性（そして社会的意味）の不在と相関しているのである。知覚的空想とは、空想と知覚が分化しつつ交差し、視線触発と形の次元が交差する現象であると定義できる。別の言い方をすると、形の次元に視線触発が浸透したときに、知覚的空想が成立する。

イメージ世界（形の次元）は空想世界とは異なる。前者は形象の連鎖だけが問題になる世界であって、知覚と空想の区別は関係しない。自閉症児は、形やリズムに没頭しているのであって、それが知覚か空想かの区別はないのである。[8] なぜ空想に没頭するように見えるのかというと、定型発達は知覚と空想を区別していて、とりわけ空想という場で思考が作動すると考えているので、自閉症児を観察する場合も、自己投影して自閉症児に、まだ成立していないはずの独立した空想機能を想定してしまうからである。同様に、自閉症の「曼陀羅」が何かを象徴していると考えるのも、定型発達の自己投影であろう。

自閉症児は「イメージが何かを象徴する」という定型発達の経験様式とは異なる様式を持つ。イメージの連鎖そのものが意味であり価値であるような世界を彼らは生きていると考えられる。別の視点から見てみよう。常同行動に没頭しているような重度の自閉症児の場合は、イメージが何か別のものを象徴することはない。何か別のことを語るためにイメージを使っているわけではない。定型発達児にとって、ごっこ遊びで展開される物語は、空想されているイメージの連鎖を超える「何か」について語っている。表象不可能な、そして不可知の部分を核としてもつ**現実**と関わっているのである。現実については、第三・四章ですでに記述したが、次の第六章でも再び、言語との関係で議論することにする。

発達上、知覚と空想が未分化な状態にくさびを入れる現象とは視線触発であり、視線触発の弱い自閉症児は、形の次元の中でイメージに没頭してしまう。

かかわりにくいからといって放っておくと、自閉症児は自分の狭い世界に閉じこもってしまう。私はボーッとして、耳を閉じ、夢想に浸っていたものだった。貨幣をくるくる回したり、机の木目に見入ったりする行為に完全に吸い込まれたものだった。こんな状態にあるときは周囲の世界が消えたが、言語療法士は優しく私の顎を捉えて、現実世界に引き戻してくれた。（Grandin 1997, 邦訳一二四頁）

「現実世界に引き戻す」とは、イメージの連鎖に視線触発によって穴を空けることである。後で触れるが、知覚と空想の区別は、イメージを越える現実とイメージ世界（形の次元）の接続の構造の違いであり、現実とイメージの差異化が起きないところでは、空想と知覚の区別は意味を持たない。言いかえると、形の次元と差異化し対立するのは現実であり、空想と差異化するのは知覚なのであり、この二つを区別する必要がある。そして、この二つの差異化はともに視線触発の中で生じる。第三章、四章に続いて「**現実の次元化**」という発達上の課題にここでまた出会うことになった。

こうして当初知覚と空想の差異化に見いだされた問題は、形の次元と現実の次元の区別の問題へと変質する。(9)

言い換えると、定型発達の場合、イメージは（それとは別の「何か」について語っていると反省の中では解釈しうる）意味を持つ象徴であるが、自閉症者のイメージは外部を指示することのない模様、純粋な形象の自己増殖である。自閉症児の並べ遊びの一つを形の類似から「曼陀羅」と呼んできたが、その意味では象徴を示す仏教の曼陀羅とは根本的に異なる。

## すき間のない世界とその中心

人形をすき間なく敷き詰めることの意味は何であろうか。これまた分析を拒む難しい問いであるが、物語の不在・言語的な意味による構造化の不在は反映しているだろう。定型発達においては、非イメージ的な意味を焦点として空間は濃淡をもち、イメージを欠いたすき間もまた意味を持つ。たった今議論したとおり、自閉症児は意味を持たないのではなく、感覚的な形こそが意味である。それゆえに自閉症児にとって、形の不在とは意味の不在・無意味であり、これは侵襲的な現実である。だから、彼らは可能な限り明瞭で安定した形を持つ時空間を要求するのである。

定型発達の場合は大和絵のようにすき間が空いていることとそのものに意味が見いだされる。逆に、ケルト装飾や（象徴を嫌う）イスラム文化のアラベスクのように、非イメージ的な意味に裏打ちされていないイメージだけの世界は、すき間がなくなる。自閉症児の曼陀羅は三次元の知覚空間を投影・

模写したものでもない。形がすなわち意味そのもので裏がない、という世界構造の現出の例なのである。

ところで曼陀羅はしばしば中心点をもつ。構想力を伴う自己触発感自身の作動の出発点の痕跡が中心としてそのまま形象化する。すき間の不在と中心からして、彼らにとって「自己組織化する世界」はそれ自体「自己組織化としての自己」と一体のものとして構造化されているのだろうが、これについて推測以上のことを語るのは難しい。

## 4 ごっこ遊びとままごと

定型発達児においては、「いないいないばぁ」などの視線触発を直接利用した遊びが、知覚的空想で重層化されることでごっこ遊びとなる。(10) 自閉症児の場合は、常同的な並べ遊びの上に、視線触発が後から開かれてごっこ遊びが成立することになる。ミニカー並べが自動車レースごっこに発展してゆく。細かく見ると依然差異があるにしても、ごっこ遊びの成立において、大きな枠組みとしては定型発達と自閉症の発達は合流する。

### 視線触発と安心感

ごっこ遊びでは潜在的あるいは顕在的に、遊び相手あるいは見守る保護者との応答関係が生じる。

ミニカー並べの段階ではこのような応答関係は成立せずに、遊びに没頭している間は呼びかけに応じない。つまり並べ遊びでは、まだ視線触発を行動に組み込んでいない。ごっこ遊びは、たとえ一人で遊んでいてもそれはウィニコットが「一人でいる能力」という論文で示したとおり、保護者の元でであり、保護者がいない場合は不安が強くなって遊びは抑止される。一人で遊んでいても他者の呼びかけに対してはいつでも応答する用意がある（Winnicott 1966, ch. 2）。逆に並べ遊びに没頭する自閉症児は、周りに保護者がいてもいなくても関係ないことがほとんどである。

定型発達の場合、視線触発が安心感という情動性を生み、遊びという創造性の作動を可能にする。それ故に視線触発を基点として、ごっこ遊びが発達すると言える。自閉症児の場合は、実はそもそも安心感を生む主要な構造が常同行動である。予期不能な恐ろしい刺激を遮断し、安定した触発のなかに閉じこもることを許すからである。このことは、不安が強くなると常同行動を始める子どもが多いことからもわかる。つまり双方とも安心感を基点として遊びが発展するのは同じだが、その仕組みがちがうのだ。

とはいえ多くの自閉症児は成長過程で視線触発に開かれ、愛着を形成してゆく。それゆえこの直接的な対人関係の成立と安定は、ごっこ遊びの段階に到った自閉症児の場合は大きな意味を持つ。家庭環境が安定し、肯定的に育てられている場合には、安心感のなかで想像力を創造性へと発展させ、社会性が身についていく。不安定な環境のなかで安心感が創設されない場合、自閉症児は不可解な無秩序さあるいは常同というより衝動性を伴った強迫的な遊びを繰り返すように思える。結局、定型発達児においてと同様に、自閉症児においても対人的な環境の安定は、創造性の発達と、そして社会性への開示にとって不可欠の条件なのである。

## 空想世界の対人関係と模倣

視線触発の二つ目の位相として、空想上の人間関係が、遊びの世界のなかで成立する。ごっこ遊びでは人形に仮託された登場人物が出現する。ごっこ遊びやままごとの重要な要件は、知覚された人間や事物を、空想上の事物と思い見なすことである。たとえば、歌舞伎役者が「助六」になる。このとき知覚に空想が浸透している。すでに述べたとおり、これをフッサールは知覚的空想と呼んだ。

　フッサールは指摘していないようだが、知覚的空想の成立は、視線触発の空想における作動を成立の条件としている。先ほど、現実触発のインパクトが知覚と空想の分化をもたらすと述べた。それだけでなく、空想世界の中で相手と応答するとき初めて私は役を演じることができ、石ころは「ご飯」になる。つまり知覚的空想は、ウィニコットが記述した移行領域（母子の二者の「あいだ」で成立する、知覚と空想の「混じり合った」遊びの場）としてしか生じ得ない。

　自閉症児の場合、おもちゃの食べ物やほ乳瓶を本当に口に含んでしまうことがある。つまり、知覚的空想がうまく成立していないので、「ごっこ」と「実世界」の区別がつかない。このことは模倣能力とも関連する。自閉症児はオウム返しをする一方で、相手の意図をくみ取った能動的模倣が苦手なのである。

自閉症児の模倣は「形」の模倣であって、形の背後の次元、他者の行動とそこに含まれる意図の模倣ではない[11]。視線触発とミラーニューロン系の連動が悪い。たとえば、握手をしようと右手を差し出すと、鏡のように左手を出す自閉症児は多い。あるいはバイバイで手のひらを自分に向ける。相手のバイバイの手のひらが自分に向いているからである。あるいは風車の吹きかたを教えるときに、「フーッ」と発音して見本を見せると、息を吹きかけずに「フーッ」と発音してしまい、その結果風車を回せない子も多い。つまり知覚した形の模倣はできるけれども「フーッ」というのが息を吹きかけることの比喩だという意図がくみ取れないのである。定型発達児の場合、この比喩は自然と理解して反応してしまう。

自閉症児は、相手の運動感覚や感情を自然に感じ取ることが苦手である。おもちゃのほ乳瓶を口に含むときも、知覚上のものまねはできているが、それが行為・意図の模倣・演技・知覚的空想にはなっていない。相手の運動感覚を真似ることと、役を演じること、そして感情移入することとは、「他者の体験を、自分の身体で現実化する」という仕組みにおいて同じである。

### ごっこ遊びの手前と亜型

並べ遊びから脱却しつつある自閉症児の遊びの様態をいくつか記述してみよう。

(a)ミニカー並べの硬直した反復がゆるんで、むしろミニカーは無秩序に置かれ、自由に動かされる。とはいえ未だミニカーは自動車のミニチュアとして、社会的な意味は持っていない（たとえ「消防車」といった名前は覚えていても）。このような段階の子どもは、論者の経験上は、すでにある程度視線触発へと開かれている。ミニカーに没頭する時間は長いが、周囲の呼びかけにも反応する。親などの特定の他者に対しては愛着を示すが、知らない人には反応しないことも多い。あるいは自分では相手に呼びかけるが、相手の呼びかけには反応しない子どももいる。ここでは常同的な遊びの固定性・反復性・規則性は、視線触発の成立の度合いと反比例することが暗示されている。成長した自閉症児の並べ遊びに導入された無秩序は、最重度の自閉症児の行動の無秩序さとはまったく質の違うものである。折れ線型の場合は衝動性と結びついており、放り出されたためにできた偶然である。これは行為の始点と終点のまとまりすらないことによる無秩序・無意味である。ゆるい並べ遊びの無秩序さは、「創造された無秩序」であり、そのように組織化された創造性の発露である（第三者には読みとれないかもしれないが、ここには本人による体験の組織化、すなわち「意味」が作動している）。

(b)他の重要な成長は、物を介したやりとりの成立である。まだ知覚的空想は成立していない。つまり「おにぎり」に見立てた石ではない。しかし物の受け渡しは対人関係を前提とした遊びであり、閉じこもった並べ遊びとは断絶している。物を媒介としたやりとりは直接的な視線触発に曝されないため、視線が怖い子どもにとっても容易に対人関係を結べる。ごっこ遊びが成立しても目を見ないでやりとりをするケースも多い。

(c)視線触発が作動し始め、演じることが、ごっこ遊びやままごとの成立のための条件となるので、一見ままごと道具を使っていても、ほ乳瓶やおもちゃのナイフを人形の目に刺す段階、ナイフでおもちゃの果物を切る行為をくりかえすだけの段階は、まだ完全にはままごとではない。

(d)非常に知能が高いものの過敏な自閉症児の場合、ごっこ遊びを逆手にとって、自分の苦手な部分を補うことがある。つまり直接相手と対峙するのは苦手であるため、人形を自分の身代わりにして腹話術のように相手と話をさせるのである。そうすると自分は視線触発のベクトルを直接浴びずにすむ。この場合知覚的空想は成立しているが、視線触発に対する過敏さに自閉性が表現されている。

(e)空想の機能が発達している場合は、たとえば工作が得意な子どももいる。その場合でも空想と知覚を結びつけることが難しいので、たとえば立体図形を描くのが苦手な場合がある。そして創造性を対人的な物語ではなく、形作りに発揮しているといえる。

### 感情表現

空想の機能とは別にごっこ遊びや感情移入で必要とされるのは、情動性と運動感覚との接続である。自閉症児においても自分の興味のある対象に対してはミラーニューロン系が働くことがわかってきている（Grelotti et al. 2005）。ただ、働く対象が人間ではなくアニメのキャラクターなので他者の模倣がうまくできないのである。自閉症においても定型発達においても、ミラー系の作動において形態、運動、そして感情という三つの異質な次元が統合されるのだと考えられる。ただし自閉症児の場合、対人関係の中ではこの統合が作動しにくいのである。それゆえ他者に向かって感情を表現することが構造的に難しくなる。(12) 第二章で見たとおり、他者の感情を感じにくい、自己の感情を感じにくい、あるいは感情の出し方がわからないのでいらいらするといった状態は、視線触発の中で感情を組織化することを（つまり運動感覚と結びつけて統覚すること）の困難からくる。本書の流れで言うと、視線触発の中で成立する知覚的空想の形成が、運動感覚と情動性の図式化の場となっており、(1)視線触発、(2)知覚的空想、(3)図式化と感情移入、という発達の順序がたどれる。第一章で扱った視線触発と第二章で扱った図式化をつなぐ構造が、本章で論じた知覚的空想なのである。

# 第六章　言語を使わずに思考する――知覚的空想とリズム

前章では自閉症児の思考の構造を、遊びの分析から考察した。本章では、思考の構造を言語との関係から議論してゆきたい。言語現象は定型発達の場合も、自閉症の場合も、非常に複雑な諸層からなるので、本章ではその一部の側面についてのみとりあげる。取りこぼしている現象の方が多いかもしれないが、いくつかの新しい問題圏を開くことはできるのではないかと期待している。

## 1　エコラリア

自閉症の子どもに多く見られる現象として、オウム返しあるいはエコラリアと呼ばれる現象がある。「ジュース欲しい**?**」という質問に対し、「うん」と答えずに、「ジュース欲しい**?**」と反射的に繰り返すのである。意図的ではない反復行動は、音声に限らず、広い範囲で見られる行動でもある。エコラリアは、初期の段階では、言葉の意味を理解せずに、理解していても頓着せずに反復する。その後、エコラリアを野球のサインのように使ってコミュニケーションをとる段階が現れることもある。

初期においては何かを意味しようとする能動的意志や伝達の意志を伴っていないので、エコラリアは定型発達の本来の意味での言語行為ではない。エコラリアは、コミュニケーションの意志と意味理解を伴わずに音響を反復する現象である。

あるいは第二段階として遅延エコラリアと呼ばれるように、ビデオや駅の構内放送をそっくりそのまま物まねして独り言を言うこともある。この場合もエコラリアであるが、事後的に作動することである種の感性的なフラッシュバックが起きている。

二次的に、思考の伝達の道具としてエコラリアが使われることもあるが、思考内容（欲求）が遅延エコラリアで伝えられるという二段階のステップを踏むことから考えて、思考とエコラリアとは別の現象であることを示している。この場合、思考・意図・意志が言語とは別にあって、それをエコラリアというサインを使って表示していると考えられる。この場合、彼にとっての思考とは、たとえば欲しいもののイメージであろう。

しかも、しばしばたとえばお菓子が欲しいときに「ちょうだい」ではなく、「ほしい？」あるいは「どういたしまして」という。つまり、自分の欲しいという意志を伝える言葉ではなく、以前相手が自分にお菓子をわたすときに語った言葉を反復するのである。相手の台詞を言う、という点は重要である。確かに、子どもはお菓子が欲しいという欲求を実現しようとはしているが、相手に意志を伝えて、相手からお菓子をもらおうとしているというよりは、ある状況で「開けゴマ！」という呪文をとなえるとお菓子が出てくるといった感覚を持っているようだ。コミュニケーションではなく呪文である。本質的には対人関係は介在していない。

そして、エコラリアを思考と言語の出発点として使う子どもにとっては、思考の出発点は、能動的な意味作用でも意思伝達でもないことになる。受動的にわき上がったかもしれないイメージ（感性的形象）の現出が出発点となっていて、そこに対応する発音が発せられる。言語発達にはこのようなやり方もあるのである。

フッサール『論理学研究』第一研究の有名な言語論は、いろいろと批判もあるが、少なくとも言語行為が論理構造としての表現 Ausdruck の志向性と、経験的な指示行為としての指標 Anzeichen という二つの契機から成り立つことを示したのは間違いない。表現については次節で説明するとして、指標とは、大まかにはある対象や事態Xが、別の対象や事態Yを指し示すサイン言語となる現象である (LUII/1, S. 25)。この際、このXとYのあいだには、論理的な必然性は存在しないと考えられる（これをフッサールは動機づけと呼ぶ）。オウム返しは指標（サイン言語）ではあるが、フッサールが表現と呼んだ論理構造としての言語行為ではない。

一見すると、サイン言語（指標）の方が経験的なコミュニケーションを支えている構造のように見えるが、そうではない。まさに自閉症児のエコラリアは、サイン言語ではあるが伝達の意図と機能を持っていないことがある。フッサールはすでに、指標そのものには伝達の機能はないと言明している(LUII/1, S. 35)。とすると、伝達機能の構造的な起源はどこにあるのか。この問いについては後ほど、リズムと知覚的空想の節で考察することにしよう。まず次節では、高機能の自閉症者が、どのように論理構造としての表現と関わるかを見てみたい。それによって、表現の中にフッサールが見逃していた側面を見つけることにもなると思われる。

## 2　語の分節と身体の関係

### 言語行為の三層構造

それでは、言語を自由に使用するが、若干の困難を抱える高機能自閉症の人の場合、言語行為の論理構造（表現）はどのように身につけられているのだろうか。この点を考えることで、この構造の持つ身体的な起源が明らかになる。

高機能自閉症者の一部には、頻繁に聞き返す、あるいは質問への返答に時間がかかる人がいる。(1) 話し言葉の聞き取りに何らかの困難を抱えているように見受けられる。たとえば、同じことを三度聴くことで初めて意味が理解できる人がいる。「一回目は音がする。二回目は声がする。三回目で何を言っているのかがわかる」のだそうだ。

授業が全部終わり、面接室でくつろいでいた。日直の先生が電話の前で座っていたところに生徒が質問しに来た。「A先生、～は～でいいでしょうか？」と棒読みみたいな言い方をした。先生は質問に答え、彼は「ありがとうございました。」と言い、戻ろうとした。だがまた振り返り、同じ質問をした。これを三回繰り返し戻っていった。私はこのやりとりを見てびっくりした。家で私は同じことを三回必ず聞いていたのだ。そのたびに次姉に怒られていたのである。一回目は音がする。二回目は声がする。三回目で何を言っているのかがわかる。

私は何とか二回目でやめ、三回目は頭のなかで言うことでわかるようにした。（宮尾先生の患者さんの手記より一部変更）

『論理学研究』第一研究でフッサールは、言語行為の三層からなる論理構造を、「表現」と呼んで分析している。「その赤いリンゴ」という表現は、“sono akai ringo”という発音、『少し離れたところに、赤い色のリンゴというリンゴという種類の果物がある』という意味内容、そしてその表現で指示されている実在のリンゴ、という三つの要素に分解できる。(1)私たちは語の発音や表記 Wortlaut を生き（体験し erleben、(2)論理的・イデア的な意味の中に生き、同時に(3)対象を志向する。[2] 表現においてはこの三つが同時に作動する。定型発達の言語活動は、必ずこの三層の論理構造を持つ。

発音や字の形 Wortlaut は、語ったり書いたりする主体の関心を引かない。言語行為においてはこのような形の現れは意識の背景に退く。声を聞きながら、人間は音響現象ではなく語や文の意味を理解しているのである。なれない外国語を聴くときに、もし発音に気を取られると意味がとれなくなる。意識の前景は意味が占める。そして意味によって「何か」を語ろうとしている。それが三つ目の項である指示対象である。

それでは言葉を理解するために、「一回目は音がする。二回目は声がする。三回目で何を言っているのかがわかる」という三段階の過程を経るような自閉症者たちの経験の構造はいかなるものであろうか。

いかに自己流であろうとも自分で発音しえないような言語記号を用いて思考することはできない。先天盲の人の思考においても、手話をする手の運動感覚が空想の中で同じ役割を果たす。つまりフッサールの考えとは異なるかもしれないが、定型発達の思考は、（音声言語でも手話でも）語を語るあるいは聞く身体活動としてしか作動しないのである[3]。記号そのものは言語学的に見れば、理念性の次元で作動するものであるが、それがたとえ空虚表象であっても発音として作動して意識に現れる以上、（顕在的あるいは潜在的に）身体運動感覚の作動を伴うのである。

つまり語の発音とは、形象固有の現出次元（「形の次元」[4]）、運動感覚の作動する身体の次元（空想身体も含む[5]）、そして語の理念的分節という互いに異質な三次元が浸透しあいつつ互いに分節し、発音を形成する現象なのである。理念性や論理は、運動感覚と質的に異なる還元不可能な次元であるが、運動感覚と浸透することでのみ表現となる。三回同じ言葉を聞かないと理解できないという冒頭の引用が示しているのは、形象の把握、運動感覚、言語や論理、この三つの次元を順番に統合させていく過程である。定型発達者においてはそのつどすでに統合して作動する次元が、自閉症者においては時にばらばらに作動するのである。異次元間の浸透・連動すなわち図式化が弱い、というのは本書が一貫して主張している自閉症の特徴であり、このことは言語においても確認できるのだ。質問に対して、とっさに応えることが苦手で、ゆっくり考える時間を必要とする自閉症者が多いこともこのような事情によると思われる。そして、フッサールが語の発音として呈示したものは、形の次元、運動感覚、理念性という三層の複合構造である。

### 浸透と分節の構造

この浸透と分節の構造をもう少し詳しく見てみる。「一回目は音がする。二回目は声がする。三回目で何を言っているのかがわかる」。一回目ではこの感性的印象が受動的に分節されて音響の形象化が起こっている。音のまとまりが聞こえる。

二回目では、音のまとまりが運動感覚と浸透することで人の声であるとわかる。[6] 単なる物音と、人間の声とが分化する。声が声として聞こえてしまうのは、単に特異な形象として地から図が浮き出すからではなく、それが人間（あるいは動物）の発声の運動として聞こえるからである。[7] 物音とは現象構造が異なるので、図として際だつのである。[8]

自分の発声の場面だけでなく、相手の声を聞くときにも、発声の運動感覚が自分の空想身体において作動する。これは他者の運動感覚を潜在的に感じている空想身体の働き、神経学的にはミラー・ニューロン系の働きであり、実際に筋電位もあがる。顕在的あるいは潜在的に運動感覚が作動したときにのみ、ある音が声として聞こえることになる。この作動が弱いので、ウィリアムズは声と食洗機の音を区別できない（Williams 1996, p. 160）。

すでに触れたとおり自閉症者は自らの運動感覚を体験化できない場合もしばしばあり、仮に体験したとしても感性的印象と両立しないこともある。例えばウィリアムズの場合、感覚か身体運動かどちらかだけ片方しか体験できない。

私はたとえば木の肌触りを感じることはできるけれども、そうしている間は自分の手の感覚がないのだ。チャンネルを変えて自分の手を感じることもできるかもしれないが、そうしてしまうと、自分の手が何を触っているのかわからなくなるのだ。（Williams 1998, p. 56）

このような場合、声を声として聞くのは難しくなる。ドナ・ウィリアムズが食器洗い機の音と人の声を間違えるように、多くの自閉症者は周囲の音から声を選択的に聞き取ることを苦手とする。声として聞く場合は音響と運動感覚は決して分離しないから、音と同時に運動感覚を感じ取れないと本来の意味では声として聞こえない。つまり声が声として感じ取られるときには、つまり物音から声が分化するときには、（運動感覚の次元が初めて開かれつつも）感性的印象と運動感覚は分離し得ないものとして浸透するのである。自閉症の場合は、この浸透が起きにくい。

別の見方をすると、自閉症児が物音と声を分節できるようになったときに、彼は運動感覚という「見えないもの」、感性的には与えられていないものの次元、新しい現象の次元を形成したと言える。新しい次元の誕生は、同時にその次元と知覚の次元（正確には形の次元）が浸透することでもある。これはかつて視線触発へと開かれたのと似ている。この次元が成立しないときには、自閉症者においては声と物音の区別は、しばしば意識的な感覚の弁別の行為であり、定型発達者の図式化のように自動的に成立する作用ではない。自閉症者であるニキ・リンコが自分の体温調節について使った言葉を借りると、オートマティックでは動かずに「マニュアル操作」が必要なのであろう（ニキ&藤家 2004, 三三頁）。そして身体運動の次元が開かれるとは、他者身体の運動感覚へも開かれるということである。自閉症者はここで自己の体 Leib と他者の体も発見することになる。第一章の視線触発の発見と、ここでの運動感覚の次元の発見が組み合わさって、第二章で論じた感情の図式化が可能になるのである。

さて声を聞く二回目から、言葉を聞く三回目への展開は何を意味しているのだろうか。言語的な意味がここで把握されることになる。ということは、身体感覚に支えられた聴覚的形象（声）が言語の次元と浸透し合うのである。こうして初めて、声は言葉の発音となる。と同時に、これは理念性の次元という新たな見えないものの次元への参入の経験でもある。[9] つまり異なる次元と浸透した現象は、次元転換によってその性格そのものを変容する。声が言語的音声へと次元転換を起こすのである。対人関係は少なくとも間身体性における交流と、言語の次元における交流とのあいだで区別できて、定型発達の場合は後者は前者に基づけられているということがわかる。さらにいえば他者とコミュニケーションが取れないにもかかわらず、文法と語彙は身につけている自閉症児が存在することを考えると、運動感覚の次元の交流に基づけられない限り、言語は定型発達の意味でのコミュニケーションとはなりえない。つまり理念性の伝達は、それを基づける運動感覚の次元に関係するのであり、理念性そのものの中にあるわけではないのである。

## 3　イメージ思考――思考の生じる場について

もう一つ別の例を挙げよう。多くの自閉症者の思考は視覚優位である。グランディンのように「絵で考える」人は多い。あるいはウィリアムズのように、絵・動画ではないが「運動」（のパターン）と「用途」（に伴う身体運動）を、概念の代わりに使って思考するという人もいる(10)。これも概念ではなく、運動の「形」で思考している点では同類である。かつ多くの自閉症児の言語習得は、会話を通してではなく、書き言葉、それも活字の形象の模倣から入ることが知られている。つまり呼びかけや相手への意思の伝達ではなく、文字の形を記憶して、次にそれが指示するとされる対象・行為を対応させて記憶する。以下ではその例として、言語ではなくイメージを使って思考する例について取り上げる。

## イメージ思考

視覚優位とはつまり、頭のなかでビデオを上映するようにイメージを連鎖させることで、言語的な思考の代用をしているということである。

私は絵で考える。言葉は私にとって第二言語のようなものだ。私は話し言葉や文字を、音声付きのカラー映画に翻訳して、それがヴィデオのように、頭のなかで放映される。誰かに話しかけられると、その言葉は即座に絵に変化する。(Grandin 1995, 邦訳二〇頁。一部改訳)

私は機器のシミュレーションを頭の中で行ったり、操作上の問題を解決しようとするとき、それはビデオを心の中で見るようなものである。どんな角度からも見え、自分自身を機器の上にも下にも置くことができ、同時にその周囲を回転することもできる。三次元のシミュレーションを作る高価なグラフィック・プログラムは、私には必要ではない。自分の頭の中に、何よりも高度にすばやくできる技術があるのだから。(Grandin 1995, 邦訳二二頁。一部改訳)

(フッサールが『論理学研究』第一研究でとりあげた)「孤独な心的生」においてすら成立する、つまり文法的に分節された概念を用いた定型発達の意味作用(フッサールが「表現」と呼んだ現象)とは異なる思考方法である。定型発達の思考は、思念された対象のイメージ(意味の直観的充実)を必要としない。しかし概念は発音に乗って作動する必要がある。一方、何人かの自閉症者は、言語の作動を必要としない代わりに、イメージを頭のなかで上映する。概念を使わないで思考するのである。つまり言語使用はアプリオリに思考であるわけではないのだ。このことはオウム返しですでに暗示されていた。この場合、イメージの連鎖こそが思考であって、語の発音は、それを伝達するためにあとからあてがわれるのであるから副次的である。定型発達から見たときの自閉症者の思考の「跳躍」は多くの場合、イメージの類似に基づく連鎖が、定型発達の思考のロジックと異なるため、ついていけないことによる。表現の意味志向を支配している文法構造と語彙の布置に取って代わって、感覚の連合・類似性（動機付け連関）が「文法」となっている。

言語体系の論理とは異なるが、やはりなにがしかの論理に従って思考している自閉症者の思考は、支離滅裂なわけではない。しかしながら定型発達者と自閉症者のあいだの会話は、両者の論理が異なる発生構造で図式化しているためにかみ合わない部分を残すことになる場合がある。

### イメージの個体性と類概念の不在

書き言葉から言語を習得する自閉症児は、語の形象をまずデザインとして記憶し、次にそれに個別の対象知覚を結びつける。一部の自閉症者は、語が一般者ではなく個物を指示するとみなす。つまりフッサールの用語で言うと、論理的な表現ではなく指標的な動機付け連関である。

多くの人と違って、私の思考はビデオのように具体的映像から、一般化や概念化へ向かう。例えば私の「犬」という概念は、今までに出会ってきた犬それぞれに密着している。まるで、今までに見た犬の絵付きのカタログカードをもっていて、私のビデオライブラリーに例が増えるごとにだんだん大きくなるようだ。（Grandin 1995, 邦訳二九～三〇頁。一部改訳）

火星の模様を火星人の存在と結びつける場合と同じように（LUII/1, S. 24）、概念（表現）ではなく、サイン言語（指標）として言語を獲得するのである。自閉症児や一部の学習障害の言語療法でこの仕組みを積極的に使う方法が成果を上げている。このとき、言語は、発話の運動感覚に浸透したものとしては創設されない。たとえ語の発音を覚えても、それは音響の形象と、それが指示する個別対象との関係のあいだに、事後的・経験的な動機付け連関をうち立てることによるのであって、発音の運動感覚と理念的意味が浸透しつつ図式化するという構造は持たない。定型発達の類と種を使った分類ではない方法で、世界を整理する。その方法は人によって異なるようだが、グランディンのように「頭の中にファイルを作って整理する」というような表現をする人は少なからずいるようだ（宮尾益知先生の口頭の教示による）。

このような習得をした場合、言語の理念性や文法の論理的な法則性は、発音の身体性とは独立したものとして、象徴文字を解読するように解読され、まさに独立した言語の世界として成立した上で、事後的に発音によって指示されることになる。そのため、返答に時間がかかったり、聞き返したりするのだ。運動感覚に浸透しないので棒読みになりやすい。

いずれにしても、思考はイメージの連鎖として生起する。このことは意外な形で定型発達の言語行為との共通点を明らかにする。つまり人間の思考が生起する場である「形の次元」は、定型発達においては語の発音が生起する場となり、自閉症の場合はイメージが連鎖する場となる。定型発達においては、この語の発音が生起する場とは、そこで意味作用が生起する場でもある。この場は知覚・空想・空虚表象に共通するような経験次元を指しているが、ここが思考が生起する場なのである（思考の「場」であって、思考そのものではないが）。この形が生成する場において、自閉症児はイメージ連鎖で思考し、定型発達は語を作動させて思考し、芸術家はそれぞれのマチエールをこの場で展開させて絵画によってあるいは音楽によって思考するのである。

## 表現と情動性

運動感覚の分節は、同時に情動性が感情表現へと分節する運動でもある。[11] この仕組みを本書では図式化と呼んできた。発音の作動が運動感覚を前提とする以上、そこには情動性も浸透する。すると、発音と意味の浸透は、第二章で論じた運動感覚と情動性の浸透に基づけられているのではないだろうか。定型発達においては、発音に伴う運動感覚が情動性の現象と連動するために、言語的な意味に情動性が浸透するのである。理念的意味が情動性に由来するということではなく、むしろ異質な次元同士の浸透を示している。

発音の形と意味の浸透は、発音の運動感覚と情動性の浸透に基づけられている。それゆえ情動性に当てはまらない言葉は違和感・わざとらしさを残すし、嘘はばれることもあるのである。すべての言表が感情表現だと言っているのではないが、すべての言表・思考はその時の情動性によって浸透されており、「誠実な」発話においては意味と情動性は調和する。

逆に自閉症者の場合、言語は自ずと生じる感情表現をもとにしているわけではなく、感情や感覚を記号に置き換える作用である。(12) であるから、暗黙のうちに共有されている状況や感情に基づく、定型発達者の曖昧な言い回しや機微を捉えられずに悩むことになる。あるいは、棒読みのような語りと思われる場合は、この運動感覚と情動性の浸透が弱いのである。この点を次に論じる。

## 4　リズム論

### リズムと表現

以上の分析に基づいて言語表現という現象を新たに定義すると、運動感覚や情動性と感性的形象との浸透によって成立した「声」に、理念性が浸透することで「言葉」が生じる運動と言える。重要なのは、諸次元は分節するのにもかかわらず統合されたものとして現象するという逆説である。ということは、その現れにおいて分節と浸透を同時に示すような現象があることになる。ルソーが『言語起源論』で直観している通り、これがリズム、あるいはより適切には、テンポ、抑揚、メロディー、響き、リズムなどを含む広い意味での「音楽性」である。(1)音響、(2)運動感覚、(3)情動性、(4)理念性は同じ一つのリズムのなかで組織化する。

ベルクソンは、リズムにおいて芸術作品が情動・質を表現すると述べている。芸術作品のリズムが持つ催眠効果・暗示効果によって、鑑賞者はある感情を体験する、つまり擬似的に情動性を感情へと図式化するというのである。[13] 催眠とは、間身体的共鳴における運動感覚と情動性の共有の働きのことである。[14] リズムに乗るという働きが感情の共有の媒体となるのである。リズムとは諸次元の浸透運動の痕跡、図式化の痕跡なのである。あるいはリズムこそが、自らは隠れつつ、諸次元をとりまとめ、図式化（という創造性の本質）がそれに乗って作動する、真の媒体であるといえる。

1．リズムとはまずもって音や色などの形・運動の分節である限り、形象の分節である。これは、本章で何度か出てきた、形の次元上の出来事である。リズムは図式化に伴う現象である。すると図式化の場は、第二章では知覚野と考えてきたが、むしろ（空想と知覚を包摂する）形の次元と言った方が正確である。

2．身体運動感覚は、リズムを通して図式化されている。自分以外の事象の運動に関してもリズムとして知覚される場合にのみ、それが身体の運動であると認識される。[15] 間身体性の本質的な内容はリズムである。

3．同時に、このリズムを通して情動性も図式化されている。[16] 例えば、声において情動性が図式化されるのは、その高低、テンポ、強度、といった一連の変化であり、これらが広義のリズム、つまり音楽性を構成しているのは言うまでもないだろう。感性的形象も情動性も運動感覚もそれ自身はリズムではないが、リズムにおいて身体運動感覚と情動性は同時に図式化しているのであり、それゆえ体の姿勢、動きや表情は感情を反映してしまうのである。リズム・音楽性において情動性と運動感覚の浸透が成就する。

4．これらに基づけられた段階として、言語、そして言語以外の芸術様式などにおけるリズムの働きがある。リズムがなかったとしたら、記号は情動的意味（ニュアンス）だけでなく理念的意味を惹起しないのである。たとえば棒読みが聞き取りづらいのはそれゆえにである。逆に、言語を運動感覚と情動性に基づけていない自閉症者はしばしば棒読みのような話し方をする。記号は身体運動感覚のリズム・イントネーションが浸透して初めて記号として成立し、意味を持つ。それゆえイントネーションの違いで疑問文になったり、通じなかったり、意味が変わる語すらある。感情の把握だけでなく、構文の持つ統語構造のカテゴリー的区分（述定、推量、疑問など）そのものが、リズムや抑揚によって表現されるのである。身体の質（リズムやイントネーション）と論理構造はこのように浸透しあっている。

それゆえ外国語を読む場合に、会話のリズム・イントネーションに慣れていないときにはすらすらと意味が入ってこないし、複雑な構文を読みとれない。教科書を棒読みで音読している小学生は文章を理解していない。文法や語彙の知識だけでなく、リズムへの慣れが理解力を左右するのである。

定型発達において言語的な意味は、身体性（形象、運動感覚、情動性の図式化）に基づけられて初めて作動する。このことは定型発達者においてイメージを必要としない思考は、実はこの情動性を図式化するリズムの体験によって媒介されることで活性化し、内容が共有されるということを暗示している。イメージはなくても空想身体における運動感覚と情動性は作動しているのである。形の次元で形象化するのは、語られた内容のイメージである以上に、語る人の身体性である。自閉症者の言語習得は、このように身体性の作動と共鳴が見られないまま、理念性を音声形象に結びつける仕組みである。形の次元で思考しているが、空想身体を作動させていない。それゆえ第2節冒頭の引用で、少年が棒読みしていることと、三回同じことを聞かないと理解できない、ということはリズムの欠如という点で相関関係にあるのである。

しばしば私はつっけんどんに響くような言葉遣いで反応して、人の気を悪くさせた。自分の気持ちの中では、言いたいことがはっきりしていたのだが、言葉が私の思いとマッチしたことがなかった。今は、他人の話し言葉のリズムについていけなかったことが、私の言葉を意識に反して無礼な響きにさせた原因の一つだったと理解している。(Grandin 1986, 邦訳一一三頁)

「言葉が私の思いとマッチしたことがなかった」とは、つまり言語使用が情動性と運動感覚の次元に基づけられて創設されていないということである。そして自己における図式化の困難が「他人のリズム」に乗れないことと相関的であることが、この引用では示されている。

## リズムの時間と常同行動の時間

先にも指摘したように、リズムと対比される現象として、棒読みになりやすい自閉症者の発話が挙げられる。棒読みとはつまりリズムの不在であり、一定のテンポで時間が営まれていることでもある。言語使用以前に、自閉症児は常同行動や感覚遊びにおいて、すでにこのような一定のテンポへの執着を見せていることは、すでに見てきたとおりである。ここから、自閉症者たちの時間性について、第三章の議論に追加できる現象に気がつく。つまり定型発達のリズムに対して、自閉症者の常同行動の一定のテンポの刻みが対比されるのである。

ここまでの議論で、リズムとは図式化の場である形の次元を時間という側面から見たものであることがわかった。つまり複数の現象次元が浸透する時間場が、リズムなのである。自閉症者にリズムが見られにくいのは、このような現象次元の複数性が見られないことと相関している。感性だけの一次元的世界で秩序を作り上げるときには、一定のテンポの反復がその姿となるのである。ベルクソンの『試論』(『時間と自由』)冒頭のリズム論では、リズムと拍子を区別していない上、たとえば建築における等間隔の柱の並びなどにもリズムを見ようとしている(『時間と自由』、邦訳二八頁)。しかし本書の定義によれば、リズムと拍(一定の反復)は異なる現象である。リズムは複数の現象次元の浸透した世界の秩序化(時間化)であり、一定の反復は感性だけの世界の秩序化(時間化)を示しているのである。何をもってリズムと反復を区別するかは、客観的な形の違いによるのではなく、このような現象学的な区別によるのである。

とはいえ、もちろん定型発達の人も等間隔の拍子を用いる。ということは拍子そのものは、発達障害と定型発達に共通する、人間の基本的な有り様だということだ。乳児をあやす場合や貧乏揺すり、催眠術など、均等な拍子を用いるさまざまな状況を思い浮かべてみると、それが安心感を生み出す現象あるいは不安に対抗する装置であることがわかる。つまりリズムが図式化と関わる現象であるのに対し、拍子は第四章で論じた安心感と関わる現象であることになる。

第三章ではとりわけ不測の事態の受容の問題として感性的時間を論じ、視線触発の受容の問題として持続を論じた。さらに本章で、まだ問題の所在を指摘しただけにとどまっているがリズムと拍という時間を呈示した。リズムは図式化あるいは体験の組織化の時間である。こうして視線触発、図式化そして現実という本書を貫く三つの概念軸から時間を議論することになった。

## リズムと間身体性

リズムの持つもう一つの大きな特徴は、それが間主観的に無差別に共有されうるということである。リズムは発する側も受け取る側も、まったく同じリズムを生きる。つまりリズムは情動性と運動感覚の、間身体的な図式化でもある。それゆえリズムという切り口を使うことで、ベルクソンは鑑賞者の視点から、作者の感情の暗示すなわち情動性の図式化の共有を、論じることができたのだった。木村敏も合奏を論じた際に「あいだ」あるいは「メタノエシス」という概念でこの現象をねらっている（木村 1988）。このリズムの共有、リズムにおける自己と他者の無差別性こそが、間主観性における空想身体の作動の現象学的証拠である。これは発音が、実際の運動感覚でも空想身体でも同じ機能を果たすという事実と並行関係にある（Richir 2000, p. 353）。

リズムこそが、声の次元において間主観性を支えているのであるから、リズムがつかめないとうまく他者と意志の疎通が行えない。つまりリズムは個人の情動性と運動感覚の図式化であるだけでなく、そもそも複数の人間のあいだで運動感覚と情動性の間合いを図式化するのである。図式化はそもそも間身体的なものである。リズムに基づけられないかぎり、言語はコミュニケーションの手段となりえない。それゆえ、活字の解読を通して言語を身につけた自閉症者の場合は、言語は本質的にはコミュニケーション、あるいは体験の共有の道具としては成立していないのである。泉流星の手記を引用しよう。

> 口で説明されても、私には話し言葉をうまくつかむことができなかった。普通の人が日本語を聞くときでも、中身が非常に専門的で高度な話だったり、音量が不安定で音が大きくなったり小さくなったりすると聞き取りにくく、まるで外国語のように聞こえたりするのではないだろうか。話し言葉がうまくつかめないというのは、そんな感覚に近い。言葉には違いないはずなのに、ときとして意味のない音の連なりのようにしか聞こえてこない状態だ。（……）本を相手にしている方がずっとよかった。印刷された言葉は常にそこにあって、不変で安定しているからだ。（泉 2003, 四六頁）

いかにして身体的な対人関係の次元に参入するのか、そしてこの次元においていかにして運動感覚と情動性の浸透が成立するのか、という点で自閉症者は困難を抱えているがゆえに、言語使用にも困難を持つ。表現の起源は、一面ではフッサールが明らかにしたとおり論理的理念的構造そのものの中に求められるが、作動の局面における発達的な起源、つまり初めの「出来事」は、この間身体的な運動感覚と情動性の相互図式化、つまりリズムなのである。

## 5　意味と対象性の起源としての知覚的空想

以上の議論は、(1)言語表現の論理構造における身体性の役割、(2)思考が作動する場としての形の次元、(3)共有可能な図式化の核としてのリズム、という今まで現象学では明らかでなかった三つの事象を明らかにした。しかし受動的に感じ取られる相手の感情を超えた、能動的な意味伝達の仕組みについてはまだ議論していない。つまり、指さしや命名を超えて、何か意味を伝達する段階である。言語とは、目の前にない現象について語りながら、お互いが意味を共有する現象であり、その由来についても考える必要がある。

その複雑さから考えると、恐らく自然言語における意味現象の起源は単一ではない。オノマトペにも歌にも叫び声にも還元できないし、指示・指さし・命名にも文法や理念性にも還元できないだろう。第五章で、知覚できない現象がまず生起する場として、知覚的空想が明らかになった。知覚的空想とは、ごっこ遊びや演技などで典型的に実現する、空想と知覚が差異化しつつ浸透し合う現象である。石ころを「ケーキ」と思い見なすときに初めて、目の前にないものについての思考と、その伝達・共有が可能になる。同時に、知覚的空想は、視線触発のなかではじめて成立することも示された。対人関係のなかでのごっこ遊びにおいて初めて、知覚対象がそれ以外の意味を持つ。

さきほど、「形の次元」において「思考」が作動すること、次に「形の次元」と「空想身体」が浸透することで「図式化」の場ができることが示された。さらに、形の次元で「知覚的空想」が成立することで、ある形象がそこには存在しないもの、目には見えない事象を表現するのである。このとき、感情表現（情動性の図式化）の一段先の現象が生じる。つまり第三章と第四章ですでに扱った（了解不可能な現象の次元としての）現実についての思考が可能になるのだ（この現実の受容については第八章で論じる）。ここで意味の指示対象が可能になる。現実が指示対象へと回収される。それゆえ知覚的空想は意味と対象性の成立の前提条件となるのである。

空想や対人関係の仕組みについての考察から導き出される結論は、定型発達の場合、意味と対象性の現象学的な起源の一つは知覚的空想であるということである。

知覚的空想とサイン言語（指標）とのちがいを確認しよう。サイン言語は、「ある知覚対象Aが、別の知覚対象Bを指し示している」という二段階の関係を持つ。これに対し、知覚的空想の場合は、俳優の身体がマクベスを指し示しているのではなく、俳優の身体の知覚的現出がすなわちマクベスの空想的現出であるという仕方で、知覚と非知覚が浸透する。もちろん、反省において、俳優の身体とそれが「指示している」空想上のマクベスとを区別することはできるが、これはあくまで二次的な反省においてである。

知覚的空想は、反省においてのみ指標（シンボル）と見なしうる。定型発達の人が言語を使用する際も、まずある記号を知覚して、次にこれに対応する指示対象を意識する、という二段階の過程で言語を使用するわけではない。記号の知覚と意味理解、指示対象への志向は完全に同時であり、連動している。外国語の習得を考えてみるとわかりやすいかもしれない。未熟なうちは、たしかに発音と意味の対応関係という、二段階のステップで外国語を話そうとするので、うまく話せないし、発話に時間もかかる。とりわけリズムや抑揚を通じた感情表現がうまくできない。ところが習熟してみると、外国語で思考してそのまま語り、母国語ほどではないにしろ、リズムや抑揚で感情表現をすることもできるようになる。このときには指標の二段階ステップはない。これが、形の次元に知覚的空想が浸透して成立する、言語表現のあり方である。自閉症者の言語習得においても同じようなことが起こることがあるようである。つまりはじめは外国語のように発話していた人が、大人になってみると自然に会話できるようになるということがあるようだ。

> 話をするためには、まず、台詞を考えなくてはならない。私の場合それはほとんど、頭の中で原稿を書くというのに近い作業なのだ。しかも長い文章だとたいてい二回も。（Gerland 1997, 邦訳二一九頁）

私は急に、自動的に話すことができるようになったわけだが、それがどのようにして起きたのか、自分でも説明できない。（……）私は昔から、頭の中でまず原稿を書くという方法にずっと慣れ親しんでいた。だから、自発的に話せる準備が整ってからも、ずいぶん長い間、知らずに古い方法で話していたのだろう。（同書、邦訳二六一頁。一部改訳）

オウム返しは、第五章で論じたとおり、むしろ空想と知覚の未分化を示す。逆に知覚的空想は、空想と知覚が差異化しつつ浸透し合うという現象である。つまりオウム返しを使用している段階では、上述のような知覚的空想を用いた意味現象は生じ得ない。自閉症児が療育の結果、発音や文字表記、絵カードなどを使って身につけるサイン言語の存在は、彼らの意味の現象が、知覚的空想を用いないということを示している。彼らが意味として抱いているのは「イメージ＋欲求（などの情動）」という未分化の塊であり、図式化という組織化の運動ではない。本人だけのイメージと個別的な情動がくっついているので、表情や身振りで表出される意味と異なって他者と共有する意味ではない。サイン言語は、視線の合わない自閉症児でも十分発達しうることからすると、視線触発とは関係のない構造であることがわかる。

自閉症児における言語の問題の一つ、相手の意図理解の難しさについては次章の中で取り上げることにしよう。

# 第七章　クレーン現象は誰の行為か？——内面とカテゴリー的人格

本章では、クレーン現象、そしてサリー＝アン課題や人称代名詞の使い間違いを手がかりとして、自閉症児における人格の発達を考える。

あらかじめ指摘できることとは、人格とは単なる行為の主体あるいは思考の主語ではないであろう、ということである。おそらく、私という人格は様々な層を抱え込むが、そのそれぞれの段階において、定型発達と自閉症では成立の仕組みが異なる。ところがこの概念は最終的には定型発達の大人の日常生活において統一されて考えられているため、単一の構造であるというある種の「錯覚」が生じているのである。(1)

議論の準備のために用語の定義をしておこう。詳細な内実については後ほど論じられる。「自己」とは、プリミティブで受動的な段階の、体験の連続性の感覚である。体験している感覚や、自分の運動感覚への気づきのもつ連続性・一貫性である。自己身体の「ここ」という局在化への気づきでもある。つぎに第五章で論じたごっこ遊びにおいて、行為の「主体」が成立していた。能動的そして創造的に行為を遂行するのが主体である。「自我」は、認識という特殊な行為の主体であり、他方で行為に伴う統覚として、能動志向性一般の極として行為主体の核となる。「人格」は、以上全てを包含し、さらに「私」という一人称代名詞が当てはまる現象の総体である。とくに内面性という制度と自分の来歴という歴史を持つ。ここでは便宜上、身体感覚の自己、行為の主体（自我）、言語的な人格という軸を設定したが、「私」という現象は複雑なので他の切り口もありうる。

## 1　定型発達における人格

本書ではすでに視線触発が見つめられる極と見つめる側の極に局在化することで、自己と他者が分節する運動を記述した（第二章）。行為の主体や思考の主語としての自我以前に、対人関係の極として「私」は発生する。視線や声が向けられる「私」が出発点となるのである。感覚や身体感覚・内的時間意識に伴う自己感は、この見られる私と浸透している（第二・三章）。翻って、常同行動において生じる自己感は、視線触発とは関係がない。感覚の自己組織化、連続性への気づきという自己感であろう。

第五章で示したとおり、定型発達では視線を受ける極としての「自己」の次に成立する段階である行為主体の段階は、まずごっこ遊び（知覚的空想）の主体として移行領域のなかで成立する（第五章）。ウィニコットが直観したのは、母親と子供の視線や声の交差のなかで、二人の空想が知覚と浸透しあうことで遊びの空間が生まれるという現象であった（第四章末尾）。このとき母に見つめられつつ遊ぶ行為を行う子供が「行為主体」となるのである。行為とは、身体をコントロールする単純な働きではなく、空想との浸透の中で創造性を発揮する働きであり、このためには対人関係の安定が必要だったのだ。自己から主体への発達は、このような複雑な構造変容を伴う。

定型発達の場合、行為主体そして志向性の極としての自我は、このような情動的な愛着と安心感の構造が発生的な起源となっていると考えられている。その間接的な証拠として、強い不安を感じる人は、不安定な自己感に悩み、行為ができなくなる。そして、真の行為とは、行動化と呼ばれるやみくもな身体運動のことではなく、世界を新たに文化的に分節し、他の人にとっても意味を持つような創造的行為のことであるから、行為そのものは、一見一人で行うにせよ極めて間主観的なものなのである。行動化は、疾病利得として二次的に他の人へのアピールにはなるが、それ自体としては間主観的な文脈で構造化されていない。

要約すると、遊びの対人関係の中で生まれる知覚的空想の主体が、社会のなかでの実践的行為の主体・運動感覚の気づきの起源となる。最後の段階として、相手にとっては私秘的な内面性の成立が挙げられるが、この過程は後ほど詳述する。いずれの段階も、対人関係をその構造に組み込んでいることを確認したい。

自閉症に立ち返ると、もしも生まれつき愛着関係が成立しにくかったとしたら、そして運動感覚への気づきも弱いとしたら、行為の主体も、定型発達とは異なる仕方で作り上げなくてはいけないことになる。対人関係や知覚的空想を出発点にするのとは異なる仕方で、行為主体を生み出すことになるだろう。これがこれからの議論の出発点である。

## 2　クレーン現象――行為主体の不在

### 矛盾する二つの主体概念

常同行動に伴う身体の自己感についてはすでに第五章で論じたので、本章では行為主体から議論を始める。行為の主体としての自閉症児を考えるためには、「クレーン現象の主体は誰か」という問いが出発点となりうるだろう。目が合わない一歳から二歳の自閉症児は欲しい物があるときに、指さしをせずに、他の人の手をつかんでとろうとする。さらには自分の手が届くところ、たとえば絵本の図柄を指さすためにも人の手を使うような場面にしばしば遭遇する。これがクレーン現象である。こうした場面から考えてみたい。

実際に子どもと遊んで、自分が子どものクレーンになってみて、いくつか気がつく事実がある。(1)手をつかんだ相手を人として意識しているかどうかはよくわからない。相手を見つめて手をつかむわけではないし、注意を共有しようとしているわけでもないからである。相手を道具として捉えているようにも見える。手元のものをつかむためにクレーンを行う場合でも、別に相手と注意を共有したいわけではない。ただ自分だけで完結した世界で興味ある対象に向かおうとしている。**(2)**ということは、自分の体と他人の体の差異が了解できていない可能性がある。四肢が自分に属するものとして際だっていない。相手の四肢を自分の体のように使っているのは確かである。しかし相手の存在を人間として感じていないのだから、自分の手も人間として、つまり自分の身体としては感じていないことになる。相手の手も自分の手も「道具」であり、「体」ではない。[2] 自分の運動感覚を感じにくい自閉症児がいるということはすでに論じたことである。**(3)**しかしなぜ手元の物を指さすときにも他の人の手を使うのだろうか。あたかも自分はロボットのコクピットに座って世界には直接触れずにロボットを操縦しているかのようであり、そして自分の手は世界と関わるには適していないかのようである。

ここでは矛盾する二つの解釈が考えられる。**(1)**自閉症児は「自己身体＋他人の身体」というロボットのコクピットに座ってこれを操縦して世界と関わる。行為の主体と言うよりも、体と区別されたところに「自我」があり、子どもの自我と世界は断絶している。自我は実際の世界とは無関係な、傍観者として身体と世界から隔絶している。相手の手は世界とコクピットをつなぐロボットである。「自我のようなもの」が、「自己身体＋他者の手」型ロボットを操縦している。身体や物質性から分断された、純粋な魂のような自我である。いわゆるデカルト主義的な心身二元論が経験的に実現したような現象である。**(2)**あるいは自我と他者と世界の区別はない。それゆえ行為主体もない。つまり核となる自我あるいは行為主体などなく、自己感を持たない非人称的欲求がそのまま世界の中で実現する。

欲求と運動は気づきを持たずに直結しているので、自分のものとは意識されていない手Aが勝手に動いて、他の人のものとは意識されていない手Bを取って、欲しいものがつかまれていつの間にか欲求が満たされる。しかも「自分が」欲求をしているとも意識されていない。この解釈ではクレーン現象は非人称的な運動となる。第六章で取り上げたオウム返しが能動的な発話ではなく、状況に応じて受動的に発現する現象であるのと同じである。

このように子どもは、世界から隔絶した傍観者としての自我と、世界に溶解した非人称的欲求と運動という、この二つの記述が可能な構造を生きている。この二つが両立するような状況とはいかなるものであろうか。あるいはどちらかが間違いなのか。

「コクピットの自我」説は、子どもの受動的な自己感（体験の連続性）だけでなく、行為の主体としての能動性が確立していることを前提としている。これは、大人の定型発達である観察者の投影のように思われる。観察者と同じように自閉症児も自分の行為を能動的に創造し統覚しているはずだという思いこみに過ぎないように思えるのである。そもそもクレーンを行う子の多くは目が合わない。つまり視線触発に開かれていないので、当然その局在化としての自己感は持っていないはずだ。仮に、感覚の連続性に対する気づきはあったとしても、それが「見られる私」の局在化と浸透していない。ましてや相手を相手としては意識していない。それならば論理上、自分と相手の身体は区別されていないはずである。

先に定型発達について確認したように、能動的で文化的な創造性を持つ行為の主体は、対人関係の中での愛着と遊びという、対人関係の複雑な分節を前提としている。クレーンを行う子供は、まだ愛着が弱く、普通はごっこ遊びもしない。つまりコクピットに乗るような「自我」はまだ存在しないと思われる。それゆえここでは二つ目の非人称性を妥当な解釈と見なしたい。少なくとも視線触発に基づく「私」は完全には成立していない。その意味で、定型発達の「私」を前提することは、投影・思いこみである。

クレーンする子どもの場合には、感性的体験への気づきはあるだろうが（そうでなければ行為の連続性と反復が生まれ得ない）、運動が自分の能動的・意志的運動として意識されていないように見える。そして相手も人格としては感じられていない、つまり相手へと向かう対人志向性に基づけられた「あなた」、自分とは独立した人格としての「あなた」として定立されていない。つまり、クレーン現象において欲求と対象をつないでいるのは、私の人格でも体でもないということである。もちろん物理的には身体は動いているが、彼の経験にとって体の作動とその気づきは、経験の構成要素となってはいないと思われる。それゆえ、非人称的な欲求が行為主体をもたずに魔術的に実現されると言える。魔術的思考は外部の不在であるとともに、自我の不在も意味する。(3) そしてこのようなときには、行為の主体としての自我が感じられないにもかかわらず、欲求は存在し、その欲求の充足はあるのである。この欲求の充足は、あたかも「私」が欲求しているかのような印象を、自我を前提としている定型の観察者に与える。こうして仮構された「自我」が、行為とは切り離されているかのようなので、ロボットのコクピットに乗っているように見えるのであろう。たしかに欲求の「自己」はある。しかしこの非人称的「自己」性は、自己組織化するシステムの同一性・再帰性・連続性という意味でのプリミティブな自己性ではあるが、対人関係のなかで能動的な行為を遂行する自我ではない。

感覚・欲求・運動が一体化している一次元的な世界に生きていると考えられるため、療育の視点からすると、この段階ではともあれ視線触発を開くことが焦点となる。つまり目を合わせ、声をかけつつ、触れるという形で、五感すべてで子どもの注意を動員し、「相手」という現象に気がつかせることが大事であろうと思われる。と同時に、もしも身体感覚が弱いがゆえに自己の四肢が際だっていないと思われる場合は、感覚統合訓練などによって身体感覚の覚醒と統一を促すことになる。もちろん彼らは独我論的世界に満足しているので、視線触発を開き、気づきを創設しようとするのは「暴力」であるが、そのままでは身辺自立が困難であること、独我論的な世界は感覚過敏やパニックに曝されやすい非常に脆弱な構造であること（第八章）、視線触発のポテンシャルを彼らは持っているが開発されていないだけであること、以上の三つがこのような療育を正当化するであろう。しかもこれは可能性の開発と構造変容という真の発達であって、いわゆる構造化とは正反対の方向である。

## 現象学的な独我論から考える

このことを現象学の用語で考え直してみよう。中期以降のフッサール現象学においては、現象学的還元によって、外部の対象を実在として定立する作用を遮断（エポケー）し、意識へと対象が現れる「現れ」の場面へと遡行する。このように現象が生起する場、つまりかっこ付きの世界が現れる場として超越論的主観性という領域が発見されることになる。そしてこの超越論的主観性という現象の全体を包括する地平の中で、さまざまな能動志向性の出発する極として、純粋自我というものが想定されると『イデーンI』でのフッサールは考えた（Hua III, S. 109）。その後、発生的現象学に至るとこの極は習慣性・歴史性を背負い込んだモナド、つまり本章の用語では人格という形に変化する）。

さて、クレーン現象を行う自閉症児の場合には、非人称的欲求はあるけれども行為主体あるいは行為の統覚はない、と先にまとめた。これは、言いかえると、超越論的主観性はあるけれども、行為主体にも想定されるはずの純粋自我はない状態である。欲求を含む体験の統一、束は成立しているが、そこに能動性の極はない(4)。それゆえ、あたかも自我が傍観しているかのような一見矛盾した状態が生起している。しかも定型発達においてはあり得ない、視線触発のない状態が生じるので、独我論が、経験的に現出するのである(5)。ただし他者が現出しない原初的領分とは、実は自我極もない非人称の領域でもあり、これは自閉症という形でしか経験的には実現し得ない。第一章で論じたとおり、超越論的主観性という現象の領域の中で、体験の極としての自我が想定された時点で、実は視線触発の局在化を前提としており、当然、他我も局在化している。フッサールが考えたのとは異なり、他我極なしの自我極は、経験的にのみならず、論理上不可能である（第二章参照）。

## 3　知らない人を「ママ」と呼ぶ――人称代名詞について

欧米の自閉症児の場合、相手を表すときに"I"を使い、自分を表すために"you"を使うような人称代名詞使用の混乱が見られるという。自閉症児は、相手がいつも"I"と発音しているので相手こそが"I"という名称を持つのだと思いこみ、自分は"you"と呼ばれているので"you"という名称を持っていると思うのであろう。知覚した場面を反復するという意味では、遅延エコラリアの一種といえる。

定型発達の場合は、私が見つめる相手が「あなた」で、あなたから見つめられるのが「私」、という風に視線触発に基づけられる形で人称代名詞が成立していることが、この例から逆にわかる。自閉症児は視線触発が弱いので、当然このような仕組みは難しくなる。人称代名詞的な人格の起源は、行為する自己ではなく、対人関係の分節なのである。(6) 正確に言うと、行為の主体そのものがこのような対人関係の人称化を基盤にして成立する。だからクレーン現象の段階では、行為の主体も人称代名詞も存在しないと言えるのである。

日本では、そもそも「あなた」という語は大人になるまでほとんど使わない。「私」という語もある程度の年齢になるまで使わないので、自閉症児の人称代名詞の混乱は目立たない。目立つとすると「僕」「私」「俺」といった代名詞を、場面ごとに使い分けることが難しいので、小さい男の子が「私は～だと思います」と、親や友人にも大人の敬語を使って語るような場合である。あるいは「ママ」

という単語を、自分の母親に対してだけでなく、周りの大人の女性や、あるいは父親に使う自閉症児は珍しくない。この場合、ママというのは「大人の女性」あるいは「世話をしてくれる人」という意味の一般名詞となっている。あるいは、ガーランドは、休暇中に預けられた祖父母が「新しい父母」だと考え、「ママ、パパ」と呼ぶことにしたと書いている（Gerland 1997, 邦訳四五～四七頁）。逆に言うと、定型発達の場合このような混乱は見られない。それは母子関係という視線触発において働く愛着という情動性を、他には還元できない特異な現象として感じ取っていて、その上にママという語を成り立たせているということを意味している。「ママ」という人格は、愛着という取り替えのきかない唯一の対人関係の構造と情動に支えられる言語的文節である。

以上の困難は、対人関係のネットワークのなかでの、人物の位置づけが捉えにくいことに由来するのはもはや明らかであろう。彼らは自分から見た世界と、相手から見た世界の間にずれがあるということを理解しにくい。視線触発という相手から自分へ向かうベクトルの非対称性と唯一性、さらに私の視点と他者の視点の差異という多元性、という自閉症の人にとっては感じるのが困難な二つの現象が組み合わさって、定型発達の人称代名詞の使い分けが生まれる。とくに私から見た世界は、相手から見た世界と見え方が異なるという了解が乏しいことが、人称代名詞の理解を難しくする。一人称が話者自身を指し、二人称が対話者を指すという了解は、対人関係が視線触発と対人志向を基盤として分節されていることを了解し、さらに（非意志的に働いてしまう）空想の力によって相手の視点に立ち得ない限り、つまり視点の移動が可能でない限り成立しないのである。

つまり人称代名詞を間違える段階では、言語を使えるほど知能的には発達していたとしても、独我論的傾向は依然強い。正確には、自分の感情や運動への気づきはある上、（空想身体あるいはミラーニューロン系の作動によって）他者の行為もある程度（自分とは区別される）同類として感じられているという点では独我論を脱している。しかし視線触発による対人関係の分節はまだ弱い。自分の体への気づきはあるので、運動の主体としての私は生まれつつあるが、自分も相手も個別の歴史を背負った人格とはなっていない。体の主体としての私は生まれているが、この私が社会的・共同体的なコードに則った振る舞いをし、相手にも共有できる意味を産出するのは難しい。それゆえこの段階の療育は、人称代名詞やママという言葉の間違いの矯正よりも、開きかけている視線触発とその特異性、自分と相手の身体の区別を意識させることが重要になってくると思われる。

## 4　サリー＝アン課題と内面性

「サリーが冷蔵庫にケーキをしまって出かけました。留守のあいだにアンがケーキを押し入れに隠しました。戻ってきたサリーはケーキを見つけるために冷蔵庫と押し入れのどちらを探すでしょうか？」と問うサリー＝アン課題においては、サリーの視点に立って、他者の思考（「ケーキは冷蔵庫に入っている」）を直観する可能性が問われている。定型発達では三、四歳で通過するこの課題も、アスペルガー障害の子どもでは七、八歳、場合によっては一〇歳でも通過しないということが知られている。バロン＝コーエンやウタ・フリスの研究で有名になったこのテストは、実は複雑な自我発達の構造を前提としている。

相手の視点に立つために必要な前提条件は視線触発だけではない。私とあなたの人格の定立、すなわち個別性と内面性が必要である。私から見た世界と他者から見た世界のあいだにはずれがあるが、相手の立場に身を置く（受動的）感情移入によって、ある程度相手の体験は感じ取れる。それぞれの「心」はある程度閉じていて、相手の思考はテレパシーできないが、それでもコミュニケーションは可能である、という確信が必要である。視点の移動による相手の思考の類推が可能になるためには、「内面」という制度、「実体化された心」が必要となる。内面性は恐らく錯覚である。河野哲也が示したとおり、思考はさまざまな道具や他者といった環境との関わりの界面において実現しているのであって、「内面」において生じているわけではない（河野 2005）。そもそも思考や感情は、物理現象とは異なる次元で生じているのであるから、皮膚の空間的「内側」にあるわけではない。しかし同時に生活にとって不可欠で避けがたい概念でもあり、つまりカントの言葉で言う超越論的錯覚である。それでは、内面性という制度はいかにして生まれるのか。

**身体表面と内面性**

内面性成立の条件の一つは、身体表面が自分の境界として成立することにある。身体表面は、知覚的に自分の領域を外部と分ける仕組みであるが、すでに第四章第2節で見たとおり、身体表面の構成も、自閉症児にとっては難しい課題となっている。

仮に知覚空間のなかで身体表面を統一できたとしても、身体表面による内と外の区分けだけでは人格とは言えない。単に身体表面が容器として設定されただけでは、相手の志向性がそこをねらう「対象」としての私の「心」が設定されないからである。視線触発との連関のなかで、身体表面が感情・意図理解のメディアとなる必要がある。つまり身体が単なる事物ではなく、身振りや表情となる必要がある。身体表面が感情を表現すると見なされたときに、つまり図式化の運動が実体化されたときに、「内面性」という制度が成立する。相手へ向けての感情表現の生成のなかで、内と外が区別されてゆくのである。

今までの議論から考えると、図式化（第二章）と身体表面（第四章）が複合したときに、このコミュニケーションのメディアが成立する。とすると内と外の境界は物理的な皮膚ではなく、表情という現象の実体化である。本来は知覚空間・客観空間には位置づけられない情動性という現象が、知覚空間上で図式化するのが感情表現であり、この図式化を実体化するのが表面である。この表面の内側に想定された、実体化された感情が内面性という制度である。『論理学研究』のフッサールが、身振りによる感情表現を、ある対象Xが別の対象Yを指示する、指標（サイン言語）Anzeichen の一種と見なしたのは（LU II/1, S. 33）、感情を内面性として実体化することを前提とした議論であって、以上の発生構造を無視している。

### ドナ・ウィリアムズの身体表面

とすると、少なくとも定型発達においては、表面と内面は対人関係の中で生成するものであることがわかる。事実、自閉症の人は、自己身体の境界を感じにくい、あるいは運動感覚を自分のものとして気づきにくい、というのはすでに触れたとおりである。自閉症の人の場合、視線触発に後天的に開かれるために、いったん別の仕方で作り上げた身体のまとまりを、後から対人関係のなかで作り直すことがあるようだ。

たとえばドナ・ウィリアムズは、二〇代後半になってから、恋人とのあいだに成立した視線触発と移行領域の中で、情動性と運動感覚を組み合わせた真の身体表面と自己感を新たに作り出す作業をしている。そのプロセスを引用してみよう。

自分の体へと人格的につながっているという内的感覚がなかったので、鏡像を見ないと自分の四肢がどこにあるのかわからなかった。鏡像は四肢にいわば枠を与えてくれたので、ばらばらな感じを和らげてくれた（……）。（Williams 1996a, 邦訳二五頁。一部改訳）

彼女は、はじめは鏡を使った身体の知覚像で擬似的に身体表面を作り、それをロボットのように操縦していた。このときは内的に運動感覚と情動性を感じていないため、自己感が希薄だった。(7)

鏡に頼らないようにすればするほど、自分の内部の身体感覚に、一貫性が生まれるようだということにも気づきはじめた。それまで私は、目に見える体のイメージの方に頼りすぎて、現実の身体感覚の成長を犠牲にしていたのだ。（同書二六頁。改訳）

恋人との関係のなかで、そして彼女自身の成長のなかで、初めてウィリアムズは自分の運動感覚と情動性に気づき、それを自分の体として統一して自分でコントロールすることになる。こうして行為主体を作り上げることに成功する。

鏡を覗き込んでいたころ、すぐに「消えて」ばかりいた私は、周囲からだけでなく、自分自身の感情からも切り離されてしまっていた。それが鏡無しでいろいろなことをするようになった今、「感情」は、なくなってしまわない。その感情がなんなのか、未だにわからないことが多いとしても。（同書二一六〜二一七頁）

運動感覚の統一は、情動性の図式化である（第二章参照）。それゆえ、体の統一とコントロールは、感情への気づきでもあるのである。

視覚的な安心毛布としてもはや鏡像を使わなくなった。代わりに私の周りにはものがあり、そして

私にはイアンがいた。（同書二七頁。改訳）

自己像に没頭するとは、実は感覚一次元の世界、幼児期の常同行動の世界、感性的快の世界に退行することである。そこでは、感性以外の次元、つまり視線触発、運動感覚、情動性、現実とそれを覆う論理構造は忘却されてしまい、自閉的な世界に戻ってしまう。ウィリアムズは、社会生活のなかで様々な不安やストレスに直面すると、このように閉じこもろうとする傾向があったのだが、恋人とのあいだで成立した移行領域が、常同行動の代わりに安心感を作り、そして感覚一次元の世界におぼれるのを防いで多元性を確保してくれるのである。

真の身体表面は鏡像ではない。運動感覚と情動性と身体像（鏡像）の浸透と図式化であり、定型発達の子どもの場合は、幼児期の保護者や友達との関わりの中で生まれる。これがウィリアムズの場合は、恋人との間の視線触発の安心感のなかで初めて生まれたのである。逆に言うと、自閉症の人の場合、外から知覚した身体像や鏡像を、表面（内面性のメディア）の代用としている場合もある。この場合、表面はコミュニケーションの自発的なメディア、すなわち情動性がそこで図式化する場ではなくなる。パニックなどの行動化や心身症になりやすいわけだが、「感情表現」できたとしても図式化ではなく、いったん別の次元で成立した感情・意志をサイン言語として伝える形式になる。

まとめてみよう。定型発達にとっては第一に、運動感覚と情動性が、身体表面での表情の図式化へと次元転換する。第二に、平行して様々な運動感覚や触覚や身体像が連動して、身体表面という動的均衡を生じる。このとき身体のまとまり、自己感も生まれる。次に以上二つが連動して、相手の表情の向こう側あるいは自分の身体表面の手前に、内面（感情）という実体を想定し直す。すでに見たように、自閉症児においては図式化の働きが弱いので、このような重層的な仕組みの作動は自明なものではない。

感情表現を通して身体表面は内面性を表現する。内面性は、おそらく定型発達においても後天的に成立する制度であり、ある意味避けられない錯覚である。本当に現象しているのは「内面」ではなく、情動性や運動感覚という知覚野に還元できない諸位相が作動しつつ、知覚野における図式化の中で感情表現となる動的均衡である。とはいえ、この「内面性のメディアとしての身体」という制度・錯覚は、それをもとにして定型発達の社会が構成されている単位であり、コミュニケーションにとって不可欠の道具である。それゆえ定型発達が多数を占める社会にあっては、この「錯覚」を共有できないとコミュニケーションが難しくなってしまう。

定型発達の言語的なコミュニケーションでは、「相手の意図」の理解を暗黙の前提とする。これが自閉症者にとっての困難の一因であると考えられている。そのため、自閉症の子どもには具体的に理由や前後の文脈を説明してあげる、あるいはわからない部分について相手に質問できるように訓練することが大事になる（宮尾先生の教示による）。「あなた」という人格は、このような複雑な仕組みを前提としており、自閉症の人にはわかりづらいかもしれない。しかしサリー＝アン課題が前提としている、閉じた心を持つ私と他者、つまり私秘的な感情や思考の標識としての人格を規定するには、身体の統一だけではまだ不十分である。

## 5　他者という謎と人称代名詞

### 得体の知れない他者に気づく

言語を使い、「心」という単位を想定するタイプの人間関係、つまり人格間の相互的な対人関係は、前記の感情表現より、もう一段階複雑な仕組みである。相手の身振りや表情を通して感情を図式化したとしても、あくまでそれは何らかの感情を否応なく感じてしまうという受動的な経験であって、相手が実際何を考えているのかを透視するわけではない。能動的な思考が生まれるのに伴って、他者の思考・心という単位も想定される。感情と思考は異なる。他者の感情はある程度まで自ずと感じられるが、他者の思考が私によって所有されることはない。相手が怒っていることはいやでもわかるのに、相手が何を考えているのかは、絶対にわからない。つまりここにあるずれが残る。私が感じ取っている他者の感情は、他者自身の体験・思考とずれているのではないか、という問いが人格の次元の導入とともに入り込んでくる。相手を人格として立てると、このようなずれの余地が生まれる。

私が感じ取った相手の感情と、相手自身の思考・体験のあいだにはずれがあるのではないか。この疑いが生じるとき、「不可知」の他者が生じる。(8) 他者自身の体験は、私には絶対に体験できない底知れない物自体、得体の知れない現実である。この現実を名指す標識として、「あなた」という人称代名詞や固有名で表される人格が措定される。「あなた」が本当のところ何者なのか、何を考えているのか知ることはできないのだが、そのようなものとして、人称代名詞や固有名は使われる。とはいえ、日常的には「あなた」という言葉を使うことで、この得体の知れない部分にはふたがされ、意識しなくてもすむようになる。「あなた」という概念で現実は隠蔽される。「あなた」は、これこれの感情や意図を持つと、（本当のところはわからないが）便宜上見なされる。こうして固有名詞と人称代名詞を使った日常的なコミュニケーションが可能になる。人格とはこのような便宜上設定される言語的なコミュニケーションの場であり、かつ不可知の現実を跨ぎ越すカテゴリーの一つなのである。(9)

自己性の第一の段階である他者の定立以前の単なる呼びかけ（視線触発）の段階、第二段階の感情表現の感受、第三段階の内面性の成立を超えて、第四段階として呼びかける相手、言語的なコミュニケーションの座標としての他者を想定することで他者が全体的な人格として定立される。私と他者の「心」は区別され、分断されているけれども制度的にコミュニケーション可能なものとして成立する。

サリー＝アン課題を通過する高機能自閉症の人の場合は、受動的に働く感情表現の機能が弱いが、ブラックボックスに蓋をする「あなた」の人格という概念は成立し、このブラックボックスの中身（相手の心）を推論する力が働くので、他者の心・思考という単位は形成されているのであろう。

人格の成立と得体の知れない現実としての他者の成立は同時である。他者自身の体験という直接的な私の体験には与えられない現象は、まだ「知り得ないもの」として現出していない段階では、現実として次元化されていない。否定性という論理構造が十分に発達していない限り、定型発達の子供の場合でも、他者はまだ得体の知れない現実としては構成されない。母親の胎内に恐ろしいものがひそんでいるという幼児の「妄想」を強調したメラニー・クラインの考えとは異なり、乳児にとっての他者はこのような得体の知れないものではない（Klein 1931/1975, ch. 2）。欠損として定立されて初めて、計り知れない他者の体験として囲い込まれ現実となる。現実が現実として生起するのは、人格などの論理構造による現実の隠蔽・囲い込みを通してである。つまり人格の制度と、現実としての他者の成立は相補的なのである。

この不可知のものをそれとして区切る作用は論理的な操作である。不在が介入するとは、現前と不在のあいだのデジタルな関係、すなわち論理構造の導入であるからだ。第三章で「不可知性」というカテゴリーが未来を可能にし、第四章で、否定性というカテゴリーの成立が、三次元空間（奥行き）を可能にしたように、対人関係においても「他者の心は知り得ない」という否定性が、「私」と「あなた」という奥行きを可能にしている。他者の体において、図式化不能な余剰あるいは欠如を「人格」によってふたをするのである。

この部分は、十代のアスペルガー障害の人たちにとって重大な転機となることがある。彼らは、他者の存在に気がついているし、他者には他者の感情があることもわかっている。しかし「他者の思考や感情は最終的には計り知れない謎である」ということに気がついていない場合があり、このとき、周囲とのあいだで様々なトラブルが起きる可能性がある。あるいは逆に、未知のものにふたをする人格概念を想定しているが、感情表現の感じ取りが弱いため、他者の心が極端な謎、何か恐ろしいものになっているように観察できる人もいる。

第二章で述べた通り、定型発達の場合、他者の自分に対する感情は、かなり初期から自然と了解されている。ただ、この受動的図式化はまだ能動的に相手の思考をくみ取ろうとする段階ではない。「相手が私のことをどう思っているのか」に気がつくのはさらに成熟してからである。

平均的な知能を持つ定型発達の児童の場合、一〇歳前後の時期に自分と友達とを比較し、周りの評価を気にし始める。「私の気持ち」と「相手が私をどう思っているのか」という比較の交点、私自身の感情と「他者から見た私」について私が感じたことの交点に人格としての「私」が完成する。この交点は同時に不可避的にずれでもある。さらにこのずれは、私自身も知りようのない穴、現実をまたぎこす。なぜなら「私とは何か」は誰にも知りようがないからである。自分では「物自体」としての自分を認識することができないのだ（Kant, KpV, S. 9-10）。このずれ・穴の地点で、言語的なコミュニケーションの起点、行為の主体として自ら定立する主体が創設される。「私」という人称代名詞が指示する人格は、このずれと現実にふたをして言語的コミュニケーションの座標を作る装置である。

## 人格の志向性構造

私という人格構造はこうして言語的な世界、そして存在定立の次元で完成する。正確には視線触発を介した感情の図式化に、言語的志向性が浸透して、対人関係は新たな構造化の段階に入る。第六章で見たとおり、言語表現と像意識の志向性は三項構造を持つ。前者は、語の発音・意味内容・指示対象からなる。後者はキャンバス・イメージ・モデルの三項からなる。この構造が対人関係にも浸透して、人格という概念を作っている。人格の志向性では、身体表面の知覚を「語の発音・キャンバス」、図式化された感情表現を「意味・イメージ」、志向されている他者の人格を「指示対象」とする。こうして自己と他者は区別され定立されることになる。

人格は、決して属性を特定できる実体あるいは、フッサールの『イデーンⅡ』が論じたような環境世界のなかに位置する行為や価値の主体（Hua IV, S. 185-190）、あるいは後期フッサールが論じた習慣性の基体にとどまるものではない。名を呼ぶときに、相手の位置に指示対象として想定された不可知のXにつけられた記号であり、このXとして立てられた点は空虚な点であって、内容・属性は持たないのである。(10) 相手が何を考えているのかは決してわからない。同様に、相手から向かってくる視線触発のベクトルは、直接私の体をねらうが、私の体と人格としての私との間には、還元不可能な次元のずれがある。しかし日常では両者は同一視される錯覚が成立する。そうしないと自我の同一性は保てない上、円滑なコミュニケーションは不可能になる。こうすることで、私とあなたは言語と視覚的な身体像の中に取り込まれ、固有名や人称代名詞で名指しうるものとなる。

高機能自閉症の場合は、人格として私を定立する段階で大きな困難を抱えることがあるように思われる。人格の一方の基盤である、運動感覚と情動性の図式化がうまくいかないことがあるのは、第一章、第二章で見たとおりである。もう一方の基盤である、「相手からどう思われているのか」という不可能な知に由来する図式化についても、視線触発をめぐる相手の感情の図式化が弱いので困難であろう。周りの子供の目を気にしない行動をとってしまう子供、あるいは逆に、自分では理解が難しい習慣からの逸脱を恐れて過度にルールを意識してしまう子供の例である。また、人格は触発からの位相的な距離を維持しつつ、自己同一性を保つことを可能にする。それゆえ、ここに困難を抱える場合は、触発に曝されすぎてしまい、傷つきやすくなる。

## アスペルガー障害における人格構造

以上のように、人格は、運動感覚の図式化、視線触発の図式化、そして不可知の現実の次元創設とそれを隠蔽するカテゴリー、という三つの構造の複合体として構想される。定型発達の場合は、この三段階が浸透しつつ統一体を形成する。つまり人格という概念は、単なる論理的概念ではなくて、間身体的な構造を組み込んでいる。アスペルガー障害の人の場合、人格はこのような発達構造をとっていないように思われる。とはいえ、事情は複雑で、人格構造についていくつかのパターンが考えられるのである。以下の分類は共同研究者である松本美江子先生の分析を元にしている。(11)

1．過敏タイプ（世界と他者に曝されすぎている私）。視線触発に開かれはじめるのが遅かったせいか、対人関係に過度に過敏になるタイプ。この場合、概念としての人格構造が弱いせいか、他者との交流（視線触発）に心理的に巻き込まれすぎ、そこから位相的な距離がとれない。トラブルに巻き込まれたり、傷つきやすくなる。このような場合には、文字通り「よろい」をかぶる子どもがいる。武器マニアになったとしても、決して攻撃性の発露ではない。むしろ傷つきやすい自分を守るために、不可視の人格構造に変わる装置として可視的な武器のイメージを必要としているのである。他者の感情を読み取りにくいので、他者の人格構造が「不気味な他者」に変質すると、思春期以降の視線恐怖になる。

2. 独我論的人格＋世界からの解離（世界から離脱した私）。視線触発が弱いので独我論的な世界をもつが、他の人をクレーンの道具のように使おうとするのではなく、外界は侵襲的なので自分の想像の世界に引きこもる。概念としての私の人格の代わりに、借りてきたキャラクターを使おうとする。空想世界の中で、たとえば漫画の主人公からとった空想的人格を形成する。外界とも、この空想の世界を介して関わろうとする。たとえば、クラスメイトにも無理に自分の好きなアニメに共感してもらおうとする。あるいは相手は自分の思考をテレパシーしているという前提のもとで、自分本意で話をする。現実世界で実際に行為を展開するという回路が弱いので、いじめられたりストレスがかかったときに、外界へ表現（図式化）できずにしばしば無秩序な行動化を起こす。宮尾益知先生によると自傷や虫を殺したりといった行動がこのような心的外傷のサインとなる。

3. 独我論的な人格＋万能感的世界（世界を操る私）。知能が高いため、他者と言語的なコミュニケーションは比較的うまくとれるが、相手の感情の直観が弱く、本質的な部分で、自分が一人で世界に生きているという独我論的な発想を残す。あるいは外界も自分の世界の一部のようである。そのためクレーン現象が進化したような世界との関わり方をする。ルールを自分で決めて押しつけようとする人もいるようだ。

4．もう一つ、大事な要素は誤解の問題である。定型発達の場合、不可知性が前提となった上でコミュニケーションをとる仕組みとして、人格という概念が成立する。つまり誤解や行き違いは、人間関係につきものである。ところが自閉症の人（あるいはとくに自閉度の弱い特定不能の広汎性発達障害の人）の場合、もともと文脈を定型発達の人と共有しないので誤解を生じやすい上に、了解不可能性を基盤として人格を成立させていない可能性がある。つまり他の人の内面は知り得ないものだ、ということがわからないので、相手は自分のことをわかってくれていると思いこんでいる。そして相手の言葉を文字通りの仕方で真に受ける。誤解があったとわかったときに、ちょっとした言葉の行き違いでも、「裏切られた」と感じやすい。少なくとも対人関係上の誤解に対するストレス耐性が低い人が多いのは経験的な事実である。

5．仮面をかぶる。発達障害をもつ一部の女性は、一見、対人関係にぎこちなさが見られないことがある。むしろ社交的で、対人関係のスキルに恵まれているように見える。ところが実は、本人は対人関係を持つということ自体に非常に大きなストレスを感じている場合がある（成長の過程で、環境に問題を抱えていることが多いようだ）。たとえば友人は多いのに、友人関係の維持に大きな困難を抱えていると本人は感じていて、しかも本当に信頼できる人間はいないと考えていることがある。

このような人は生育歴を聞くことで、幼少期に発達障害に特徴的なエピソードが語られることがある。あるいは学校、家、カウンセリングと、それぞれの場面に応じてキャラクターを使い分け、ある場面のキャラクターが別の場面で明かされることを極端に嫌う子どももいる。[12] それによって隠れていた発達障害の傾向が明らかになるのである。とくに、このような人の語りでは、ある時期まではひとりぼっちで友達もいなかった、遊び方もわからなかったが、小学生のあるときに快活な人物を演じることができるようになった、と語られることがある。この快活なキャラクターはしかし本人ではなく「仮面」であり、そうやって表面的に社交的になることで、背後に隠れている人付き合いの苦手な「本当の自分」は大きなストレスを抱えたままである場合がある。このようなときに摂食障害や心身症的な体調不良が出る。しかも、本当の自分は対人関係を持たない、構造上孤独な人間なので、カウンセラーに対して来歴を語ることがカタルシスにはならないと本人に感じられる場合もあるようだ。たとえば、ドナ・ウィリアムズは『自閉症だった私へ』の中で、詳細にカウンセリングの過程を語っている（Williams 1992, 邦訳二三三〜二八四頁）。彼女の場合は、精神分析的なアプローチに対する拒否感をもち、結果としては生活技能訓練のような形でセラピーが進むことで大きな成果が得られている。[13]

感情表現と対人関係の構造に人格が浸透するのではなく、独我論的な自我のよろいとして仮面の人格が設定されている。本当の自我と仮面の人格のあいだに浸透はない。ドナ・ウィリアムズがカウンセリングで自分のことを「あなた」と呼びかけながら語るのは、示唆的である（Williams, 1992, 二四一頁）。言語的な三項構造としての人称代名詞は成立しているが、これが対人関係の中で成立した自己ではなく、自閉的自己の上に組み合わされていることを暗示している。あくまで本当の私（自閉症の私）と、人称代名詞を使う仮面の人格とは別のものだったのである。

ウィリアムズの場合自ら「多重人格」と称し、実際数多くの副人格をもっていたようだ。実際にはそのうちのキャリーという社交的な人格とウィリーという強気の人格によって生き延びてきたことが『自閉症だった私へ』で詳細に語られている。ただし、この場合もいわゆる解離性同一性障害（多重人格）と決定的に異なる点が二つある。まず、主人格が健忘されることがない。本当の自分は必ず副人格の背後で、ことの推移を見守っている。もう一つは、解離性同一性障害の場合、副人格は人格断片であり、本人の一部を構成するものだと考えられる。それゆえ、治療は副人格どうしを統合して、一個の全体的な人格を再構築することにあると考えられている。とりわけ、パトナムなどは副人格を怒りや恐怖など極端な感情を核にしていると考えているようだ（Putnam 1997, 邦訳二〇〇～二〇五頁）。ところが、自閉症の戦略としての疑似多重人格の場合、副人格はあくまで仮のキャラクターであって、本人の感情の一部・断片をなしているわけではない。分裂しているのではなくて、「本当の自分」は隠れていてその周りに借りてきた「仮面」をかぶっているのである。それゆえ、おそらくは自分の意志の力で回復することが難しい解離性同一性障害とは異なり、意志の力でこの仮面を捨てることができるのであろう。

# 第八章　自閉症児の脆弱性と経験の限界値

恐らく定型発達に比べて傷つきやすい、あるいは過度に驚愕しやすい自閉症児において、外傷体験あるいは固有の困難はいかなる構造を持っているのか、本章で整理していきたい。事象そのものはすでに扱ってきたものが多いが、もう一度この脆弱性という観点から見直していくことで、今までの議論全体のまとめとしたい。

本書は、自閉症を定型発達と比較したときの特徴として、とくに三つの事象を軸に考えてきた。視線触発の不在や弱さ、図式化（次元間の浸透）の弱さ、現実の次元化の不在・弱さ、である。たとえば第一章や第二章で、視線触発に開かれはじめたものの図式化が未発達な段階で、視線恐怖が起こること、図式化の能力が弱いときに感覚を構造化できずに感覚過敏に陥りやすいことが議論された。第三章と第四章では、未知の未来・見えない裏側という否定性の概念で「現実」を独立した次元としてくくることができないために、予測不可能な新しい出来事に対する耐性が弱いことが示された。これらの事例ですでに明らかなことは、了解可能な秩序の形成と了解できない事象への対処がうまくいかないときに、パニック・恐怖・苦痛を生むということである。

本書では了解不可能な現象一般に現実という名前を与えて議論を進めてきた。現実が即外傷ではない。現実が外傷的になるのは、それを次元化して距離をとることができないがゆえに、了解不能かつ受容不能で侵襲的に働く場合である。これはどのような発達段階にせよ、その人の了解の枠組みそのものを揺るがすような欠損あるいは侵襲の場合である。このような観点から、現実の次元と脆弱性についていくつかの段階を考えてみたい。

本章で取り上げるのは三つの段階である。まずは常同行動を再び取り上げる。ただし、常同行動はトラウマではない。トラウマを防ぐための行為として、現実の隠蔽装置として常同行動を考えてみたい。次に、折れ線型と呼ばれる、たいていは常同行動も行わない重度の自閉症児について仮説を立ててみる。折れ線型の退行をトラウマの結果として、すなわち了解可能性の枠組みそのものの破壊として考えてみたい。最後に高機能自閉症あるいはアスペルガー障害の人が成長したときに抱える悩み、彼らにとっての了解不可能なものとは何かについて考える。これによって、自閉症の様々な段階・タイプが整理されるであろう。

# 1　常同行動と現実

常同行動の本質は、同じ感覚刺激・運動感覚を反復し続けることである。常同行動が出現する場面には特徴がある。もちろんふだんから好んで行う場合も多いが、見知らぬ場所などで不安が強いとき、そして何をしたらよいかわからない場合（つまり定型発達の言葉で言うとひまな場合）に起こりやすい。言いかえると、空間的に未知な場合と時間的に未来が未決定な場合である。つまり未知・未決定な現象を避けるために、既知の環境を作るために常同行動が起こっていることがわかる。

常同行動に没頭する段階の子どもは、まだ視線触発が弱く対人関係が未発達である。そして言語的にも未熟なことが多い。すでに見たとおり、彼らは美しい形、気持ちの良い単調な拍の反復、といった感覚のまとまりによる美的な触発の中に生きている。言いかえると、「感じられるもの」の彼方で意味が成立していない。定型発達の場合、対人関係に由来する感情にせよ、さまざまな文化事象・学的理念性にせよ、感じられるもの・知覚されるものの彼方で意味が成立していることは、第二章と第六章の記述からも明らかであろう。

ついでに補足すると、第五章で見たとおり、ごっこ遊びが成立しない物まねの段階では、知覚野と空想野の区別もまだできていない。このことは、彼らにおいて、過去の想起（フラッシュバック）が、現在の知覚と構造的に区別されにくいことを暗示している可能性もある。定型発達の人のフラッシュバックでも「過去」という意味づけが弱いが、さらに自閉症児では、甦った映像や感覚が知覚野と区別された空想野に位置づけられず、現在の知覚と混然となる可能性があるのだ。そうすると、現在の不快な現象だけでなく、場合によっては過去の不快な現象も、同様に外傷的に機能する可能性があるということになる。

そして第七章で見たとおり、内と外の区別も生じていない。ということは、何か受容しがたい事象が生じたときに、そこから距離をとる仕組みが極端に弱いということを意味している。「感覚の外部」は存在しないのであり、そして「感覚の組織化＝自分の存在の全て」であるから、感覚が破綻するとそのままそれは自分自身の破綻になる。

とするならば、常同行動とは、彼らにとっての了解可能性の地平そのものであり、安心感を作り出す構造であることになる。（定型発達においては母子関係において成立するであろう）自己性の基盤となる安心感の構造を作り出す装置として機能しているのである。常同行動は、世界に投錨する仕方であり、世界へとつながるための通路でもある。さらに言うと、内部と外部の区別がないから世界そのものでもあることになろう。だからかなり重度の自閉症児の場合、常同行動を行っているときだけまとまった行為を行うが、それ以外の場面では、無秩序な運動を見せる場合もある。とすると、自閉症児の安定した経験と外傷とを区別する線が常同行動・こだわりといわれるものであることがわかる。つまり常同行動やこだわりは、彼らにとって生死に関わる重要な意味を持つ可能性があるのである。

重度の自閉症児にとっては、感覚の組織化の破綻こそが、受け入れがたい現実である。これを避けるための常同行動なわけだが、さらに極端な事象として、第四章後半で論じた、自閉症児にほぼ共通して見られる、狭いところに入り込んで体を締め付けることで安心感を得る行動が挙げられる。

> （……）ソファーの後ろやベッドの下に潜り込み、家具の張り地を爪でつまんで、ごわごわした感触を楽しむのだった。静かなせまい空間にすっぽりはまる感じも良かった。特に、自分の身体が空間の大きさぎりぎりというのが大好きだった。まるで服を着るように、空間を着る、洞窟を着る。ぎゅうぎゅうに詰まるというのは安全な感じがした。半端な隙間があってはならない。ぴったりおさまれば、わたしは落ち着きに満たされる。そうすると、あの、常にやむことのない首筋の不快感も和らぐのだった。（Gerland 1997, 邦訳一三三頁。既出）

多くの手記に共通してみられるこのような記述は、今までの議論を総括する。というのは、常同行動による感覚の破綻の回避にくわえて、定型発達であったら母子の抱っこで成立する安心感の構造（視線触発と、運動感覚と情動性の図式化の複合体）の自閉症的な代替物、そして皮膚に強く安定した刺激を与えて身体表面構成の難しさを補うという側面と、以上少なくとも三つの側面から、自閉症児の困難を補う働きを持つからである。

ところで常同行動をとる自閉症児にとって、外傷は二つの場合にわかれる。一つは、**侵襲**である。組織化できない感覚が侵襲的に働く。これには主に感覚過敏と視線触発の二つの種類がある。感覚過敏の場合は、自閉症児にとって受容可能な感覚の程度を越えた場合である。これは個人差がとても大きい。次に視線触発や自分の身体感覚も侵襲的に働くことがある。これは第一章で議論したことであるが、そもそも感覚触発の次元だけで生きていた子どもが、成長に伴って他の次元に開かれたとき、新たな次元の触発をまだ十分に図式化（組織化）できないため、侵襲的なカオスを経験してしまうのである。視線や自分の体の感覚が恐ろしいものとなってしまう。常同行動はこの侵襲を避ける手段となる。

もう一つの場合は**変化**である。過剰な感覚や未知の次元ではなく、そもそも感性野が変化するということ自体が外傷的に働く。第三章で見たとおり、未知の未来という地平を自閉症児は持たないからである。

定型発達の場合、現実はそれ自体は了解不可能であるが、気分の源泉としての何かであり、認識論的には思惟を促す「謎」の起源であり、論理構造によって覆い隠される何かである。つまりこの空虚な点を中心として、様々な創造的な文化事象が構造化されているのだが、自閉症論から逸脱する上、大きな問題群なので、本書で論じる余裕は残念ながらない。ともあれ、定型発達は現実を固有の次元化・位相化というかたちで囲い込んでいる。逆に言うと、自我・人格を現実から位相的な距離を持った制度として成立させている。だから了解不可能な事象は、普通は感性とは異なる次元の現象であるし、そもそも了解不可能な現象だからといって外傷的であるわけでもない。

自閉症児の場合、この次元の設定、位相差を作ることができないようだ。だから感性的秩序の破綻が即侵襲的な現実となり、容易に傷ついてしまう。触発が受容・図式化されないときには、次元化して遠ざけるのでなく、かんしゃく・パニックのなかに落ち込むか、常同行動に逃げて回避する。療育で実践されている「パニックを起こしそうな子どもは、静かで落ち着ける場所に避難する」という手続きは以上のような背景を持つのである。

## 2　折れ線型と小児崩壊性障害における退行

折れ線型とは、（多くの場合もともと若干の自閉傾向はあったとしても）簡単な発語や歩行などの発達は見られていた子どもが、一歳代で引きこもり、発語も常同行動も失うような事象である。特徴は、完全な自閉と、行動に全くまとまりがないことである。この行動の構造については、第五章で議論した。本章での関心は、彼らが一度獲得したはずの能力までも失ってしまったその仕組みは何かということである。もちろん、ただでさえ、折れ線型の分析はコンタクトがとれないため難しいので、退行の仕組みについても論理上の仮説にとどまる。

さて、折れ線型の退化は、ひどい下痢や発熱とそれに伴う入院、あるいは引っ越しという出来事の時期と重なるという報告がされることがある。「引っ越し」というのは身体の生理学的な変化を伴うものではないので、この病変は器質的なものではなさそうだ。そもそも、いつのまにか発語が消えてしまったという風に、何の出来事も報告されないケースも多い。病気、入院、引っ越しという経験に共通する点は何か。まだせいぜい二語文程度の言語しか獲得していない、そして多くの場合、潜在的には自閉症的な素質を持っているであろう子どもにとって、これらの経験は、恐らく了解可能性を越えたもの、それだけでなく、了解の枠組み・能力そのものを破壊するようなショックであるのではないだろうか。

具体的には認識・行為における秩序形成・維持能力、つまりまだ発達段階途上のプリミティブな体験の連続性としての「自己」が破壊されるのだと考えられる（第七章参照）。自我構造一般は、獲得しつつある言葉の論理構造や語彙、そして行為の構造・習慣性といったものを組み込んでいるので、了解の枠組みが壊れるとこれら全体が壊れてしまう。この段階までに達成していた自己構造は、主に感性野の組織化を基礎としていると思われる。これも壊れるので、すくなくとも感性的な形象による安定を追求する常同行動の組織化も失われる。そして以前に獲得していた、知識や能力もこの構造に組み込まれているので、この喪失はきっかけさえあれば再び想起可能な忘却ではなく、自己構造の変質の中で破壊されてしまうのである。

つまり感性野の回復不可能な全面的変化（引っ越しや入院など）や、自己組織化（構想力）が不可能なカオスの経験、回避することのできなかった突然の苦痛・恐怖（嘔吐・下痢、扁桃腺の手術など）が、彼らの退行を引き起こすに至った外傷であると考えられる。とくにきっかけが報告されないケースでも、本人にとって、このような了解可能性の破壊が生じている可能性があるが、定型発達の目からは捉えにくかったのだと思われる。感性的秩序が世界構造・自己構造の全体であり、視線触発など他の構造の寄与がもともと少ない場合、感性的な変化は世界・自己全体が壊れる体験である。つまり、定型発達にとっての外傷とは意味が異なる。

定型発達の場合、対人関係の枠組みの欠損や破壊こそがもっとも大きな外傷となることは、様々な虐待の事例とりわけネグレクトが明らかにしているとおりである。この点は、たとえばウィニコットが破綻恐怖 fear of breakdown という概念で説明している。[1] 折れ線型の場合、視線触発の可能性が壊れたのではない。彼らにおいて壊れたのは秩序形成の可能性一般である。健常児と同じ愛着と言語発達をみせながら、重たい自閉症になる子どもの事例も確認されている（これはＤＳＭ－Ⅳの小児崩壊性障害の定義でもある）。この場合、視線触発の可能性までも壊れているが、対人関係上のトラブルが生じた結果自閉症になったわけではなく（それならいわゆるＰＴＳＤとしての症状を呈するはずである）、恐らく秩序形成能力一般の破壊の結果、視線触発の可能性全体も排除されてしまったのであろう。

視線触発が発達していない場合、あるいは感性的な変化に対して視線触発による安心感が保護装置として機能しない場合、感性的な変化＝世界の破壊からの逃避のために対人関係（愛着の安心感）を使うことができない。そのときは、自閉的な戦略で撤退するしかなくなる。さらに感性的秩序形成そのものが壊れてしまったら、まさにそのような秩序に没頭する常同行動は意味を持たない。だから常同行動もあきらめる。こうして世界に開く回路を全く失ってしまうのである。このように考えてくると、折れ線型の本質は精神遅滞にはないことがわかる。事実、対人関係は全く欠損しているが、言語を理解する子どもに出会うことがある。

一歳代で退行する折れ線型と二歳代で退行する小児崩壊性障害とのちがいは、常同行動の有無、そして言語獲得の差である。ある程度成長してから外傷を受けた崩壊性のほうが、自分の身を守る手段と世界への回路を残せたということを意味している。つまり常同行動は、通常考えられているのとは異なり、自閉度の指標ではないことになる。そうではなくて、恐ろしい侵襲に満ちた世界から完全には撤退しないための方略、世界と安定した関わりを持つための方略なのである。であるから、常同行動を通じて彼らは閉じているのではなくて、世界へと開かれているのである。

そのため、自閉症児が視線触発を発見するプロセスは、常同行動への大人の介入を通してであることが多い。たとえば並べ遊びに介入したり、あるいは彼の常同的な自己刺激と同じ感覚を与えてみたりすることが、他者への気づきのきっかけになることがある。つまり常同行動こそ世界への窓であり、そこを通して次に対人関係の次元も発見してゆく。常同行動の秩序に対する、安全で小さな侵襲が、視線触発という感性的秩序とは別の次元を開く。逆に言うと、折れ線型の子どもが常同行動も持たず、無秩序な体験を生きているときには、世界へのとっかかりも対人関係へのとっかかりも持っていないことになる。

## 3　アスペルガー障害および高機能自閉症における現実

最後に、知能の高い自閉症の人たちにとっての現実、了解不可能なものについて論じる。とくに第六章の議論から明らかなことは、彼らは語彙・文法・論理構造を主に知覚と結びつけているということである。定型発達はそれらを対人関係において働く感情、そして習慣性に基づけている部分が大きい。このような違いがある中で、定型発達が人口のほとんどを占める社会の中で生きるときには、当然ずれから生じる問題がある。つまり定型発達の習慣に支えられている言語使用は理解しがたいものとなる。これにはさまざまなパターンがあると思われるが、そのうちのいくつかを取り上げたい。

**了解不可能な社会習慣**

松本美江子先生はアスペルガー障害を持つ人に対し、「あなたの置かれている状況は、日本にはじめて来た英語しか知らない日系アメリカ人のようなもの」と説明することがあると語っていた。あるいはそれ以上の状態であるかも知れない。彼らは外から見ただけでは同じ日本人であるだけでなく、日系アメリカ人とは異なって日本語を自由に操る。ところが、自閉症圏の人から見ると、定型発達の習慣は全くの異文化である。とくに定型発達の言語習慣は、彼らが共有しにくい対人関係や情動性の機微に支えられており、あいまいな表現（量や位置関係が明確でない、あるいは視覚化できないようなもの）が多用されるからである。

アスペルガー障害の人は、異文化に住んでいるが、自分の文化は理解してもらうことができず、文化が違うということすら知られていない、場合によっては自分でも定型発達とは異なる文化を生きていることに気がついていないまま、ずれから来るトラブルに苦しんでいるかもしれない。この場合、現実（了解不可能性）の次元は、理解不可能な文化的違和感の総体である。これは、重度の自閉症児の場合のような感性的なトラブルではない（もちろん、高機能の人にも感性的なトラブルはありうるが）。二つ特徴がある。現実は次元化していること、そして現実は言語的・文化的な問題であることである。この点では、定型発達の場合と同じである。ただし、アスペルガー障害の人にとっては、特定の事象や出来事ではなく、ふだん直面している定型発達の社会・文化全体が、違和感の源泉すなわち理解できない、あるいは受け入れがたい現実となりうるのである。

### 本当の私

先述の事象は自己意識の成立の有無とも関係している。社会から疎外されてしまうことも多い彼らにとって、「私は誰？」という問いは、わけのわからない現実の一つを構成しているからである。数々の手記のタイトルが、「私」についての問いという形を取るのは偶然ではない。たとえば本書でたびたび引用したガーランドの *A Real Person : Life on the Outside*（直訳すると『本当の人格――外側での人生』）はすでに社会からの疎外と自己への問いをあわせて意味しているが、この本を、さらに自閉症者である翻訳家のニキ・リンコは『ずっと「普通」になりたかった』という題で訳した。「普通」からの違和感として自己を生きているということであろう。ウィリアムズの『自閉症だった私へ』の原題は、*Nobody Nowhere*（『誰もいない、どこにもいない』）であり、続編は *Somebody Somewhere*（『だれかがどこかで』）である。ウィリーの自伝は *Pretending to Be Normal*（『普通のふりをして』）である（ニキ・リンコによる邦題は『アスペルガー的人生』）。藤家寛子の著書は、『他の誰かになりたかった』という題をもち、泉流星は『地球生まれの異星人』という題で疎外感と違和感を表現している。前節で記述したように、「普通」とは異なるという現実があり、しかも何が「普通」なのかがわからない。彼らはこのように二重に疎外されているのである。成長したアスペルガーの人の人格構造がいかなるものなのかについては、第七章で考察したものの、様々な様態があり得るため一義的な構造を決定することは断念せざるを得なかった。この点については、今後の探求が必要であろう。

## 間主観的独我論

いじめをはじめとする社会的疎外・差別に加えて、高機能の自閉症児が出会う大きな自己にまつわる困難は、（死・宗教・偶然・性・自己といった）不可解な現実の受容に関わってくると考えられる。ここではカントにおいて経験を超える理性の思弁的使用とされた（魂の不死、自由、世界の起源、神といった）理念と、そして直観されることのない物自体に関する議論が思い起こされる。

高機能の自閉症児の場合は、いずれ定型発達児と同様に感性的次元を超える現実と出会う。しかし言語的な思考よりイメージ思考が優位であるため、表象不可能な現実はあまりにも不可解な謎にとどまり続け、受容につながらないことも多い。この点を、「間主観的独我論」という視点から考察して本章を終わりたい。

高機能自閉症に時に見られる特徴として、対人関係が成立しているにも関わらず、実際には独我論的な体験構造を維持している場合がある（第七章末尾）。他者の存在を知っているし、言語を使ってコミュニケーションをとることもできるのに、世界は自分の意識の中で成立しているかのように感じられているのである。対人関係に開かれていたとしても独我論が成立しうる。このような体験形式を第二章第4節で「間主観的独我論」と呼んだ。

たとえば、思考はそのまま行為として現実化すると感じている万能感を持つ人がいる。このことは、思考と実世界の論理的な区別が希薄であるということを示している。つまり独我論が、単なる哲学的な立場・思考実験ではなく、経験的に実現しているのである。

独我論においては、実世界と想像（思考）、自己と世界の区別が論理的に無意味である。定型発達においては、たとえば離乳は自立つまり自己と他者や世界との区別の自覚につながっていると思われる（Winnicott 1971, p. 13）。自閉症者の発達においても、思い通りにならない他者の行為を、パニックや侵襲ではなく、そのまま認めて受容する経験が重要になってくる。高機能自閉症児のグループ・セラピーの目的のひとつは、この部分の受容に関わる。友達どうしの葛藤の中で、思い通りにならない事象を受け入れて、共同作業ができるようにしてゆくのである（第二章第4節の事例を参照）。

独我論は自分の意識の中で世界が成立しているという発想である。ということは自分で世界全体を創設することになる。そうすると、世界の創設について考えることはできるが、自己自身の誕生と死については語ることができない。独我論においては、意識の作動の外部を想定することは、原理的に不可能である。だから自分の存在の外部はない、つまり「自分は死ぬことはない」はずである。この論理的な帰結にも関わらず、自分が死ぬという可能性を排除できずに極度の不安に陥る事例に出会うこともある。

## 法則の自己創設

間主観的独我論においては、自己以外の原因性は論理的に禁じられるので、社会的な法やルールの創設が大きな問題となる。自然法則は論理的に理解可能であるが、法やルールは彼らにとってはわかりにくいことがある。定型発達の場合、タブー、つまり社会的なルール・習慣・道徳は視線触発によって触発される情動性の構造化に由来する。ところが視線触発が弱い高機能自閉症の人の場合、秩序を好むので多くの場合規範には従順だが、このような規範の由来は捉えにくい。ルールの発生を支える間主観的情動の開示が弱いので、チェスやサッカーのルールと同じように恣意的なものに映る。社会規範も、情動的なタブーの設定としての法ではなく、事象を支配する法則と行為の規定になる。

高機能自閉の人たちは、二つの解決策をとるように思われる。まず、所与のルールを絶対視する人がいる。校則や先生の指示を絶対視し、その柔軟な運用を許容しない人である。逆の場合は、そもそも他者は厳密には存在しないのだから、共同体的に共有され、強制されるルールという発想がない。社会的規範には価値をおかず、自分自身でルールを設定していこうとするタイプである。両者を併せ持ったタイプも存在するようだ。

法則は了解不可能な現実を覆い隠すことで、不安を避ける仕組みである。しかし「不可解な現実」

の質が、定型発達と自閉症では異なる。定型発達の場合、現実は、対人関係と関係する謎・出来事・受け入れがたい状況であることが多い。そのため、現実の受容はしばしば社会的な法・タブーや物語の生成という形をとる。ところが、自閉症者の場合、対人関係とは無関係なかたちでも了解不可能な現実が成立する。[2] そして、現実を受容するための装置が、定型発達のように共同体と関わるタブーや物語（神話・歴史）ではない、独我論的な形となるのである。自閉症の場合、単に偶然・無秩序を避けるためのものであるので、ルールや法則が絶対化されて過剰に重視される場合が出てくる。

ところで法則創設のために自閉症の人が使う論理形式は、排中律（「Ａか非Ａか」）の論理（役に立つもの・立たないもの、まずいもの・まずくないもの＝食えないもの・食えるもの）であることが多いように思われる。感覚的に受容可能なものとそうでないもののあいだで、自己の境界を区切っているのである。この点には、幼児期の論理が残存している。感覚過敏や視線恐怖を示すことの多い自閉症者にとってこれは一般的な戦略でもある。

## 法則の外側

このように、自閉症の人にとっては、現実を隠蔽する装置としてのルールは非常に重要であり、その成立の仕組みは定型発達とは異なることが示された。とすると、ルールに包摂できない現象が、現実を構成し直すことになる。この法則性の外部がいかなるものとして現れるのかを最後に考えてみたい。

1.「ひま」。ひまになると常同行動をはじめたりパニックに陥る子どもについてはすでに何度か触れた。高機能の人の場合、「ひま」になることを極端に恐れる余り、たとえば習い事や塾・アルバイトなど定期的なスケジュールをびっしりつめる人に出会うことがある。夏休みのような長期のお休みがそのような人にとっては、危機になることすらある。行為を規定する法則が存在しない状態は、自己と世界の秩序が解除される状態を意味するので、耐え難い現実（物自体）となる。「ひま」とは恐ろしいブラックホールなのである。

2.偶然（不測の事態）と運。偶然とは、ルール・法則に包摂できない現象である。自閉症の人が予測していない突発事を嫌うことはすでに再三見てきた。つまり彼らは偶然を苦手とすることがある。

高機能自閉症の人がこのようにして出会う難問は、合理的には理解できない事象・経験できない事象はいかなるステータスを持つのかという、カントが『純粋理性批判』の第二部「超越論的弁証論」で論じた、悟性の限界の問題と重なる。悟性（カテゴリーと呼ばれる経験の基本的な論理構造）が、経験の裏付けを持たない場合、つまり感性的に与えられない現象を思考する場合、それは越権行為、思弁となる。このような悟性の弁証論的な使用は、思考実験としては可能であるが、思考された内容を確かめることはできない。カントにおいては、魂の不死、世界の限界の理解と自然法則を超える自由や世界の創設者の有無、完全な存在である神といった理念がこのような思弁にあたる。

自閉症の人にとっては、感性の占める比重が高いので、感性を超える事象というのは、定型発達の場合以上に不可解な謎になる。たとえば、自閉症の人における偶然やひまに対する恐怖は、自然原因性を越える事象があるか否か、という問いであるから、自由の問題（第三アンティノミー、第四アンティノミー）と対比的である。

あるいは神や死といった問題に過度に悩む子どもに会うことがある。魂の不死は、「純粋理性の誤謬推理」で論じられる主観の絶対的統一の問題であり、神は、「純粋理性の理想」の問題である。間主観的独我論の世界は、自己が万物の原因となる世界であるから、自己の死が不可能であると同時に、自己を越える原因である神も不可能になると判断される場合がある。あるいは社会規範・ルールの最終的な作出原因として神という理念が想定されることがどのような文明でも一般的なので、自分でルールを作ろうとするタイプの子どもは、神の位置に立とうとしているのかもしれない。

これらの問いはカントの議論を正確になぞっている。つまり経験によって確証可能な事象、悟性による判断可能性の外にある問題を正確に指摘している。しかしカントとは異なり、実践理性すなわち共同性を支配する論理によって回収できない。視線触発が弱いので、自閉症の人は情動性に基づく共同体倫理という次元で発想することが難しいからである。そのため経験による了解可能性に収まらないが、論理上思考できてしまうものに対して、了解不可能なものに対する耐性が弱いアスペルガー障害の人は、定型発達以上の大きな不安を感じるのである。

# おわりに——自閉症児の療育のために

## 自閉症児の可能性

自閉症児の発達の特徴は、定型発達の場合にはごく初期に自然と成立している経験の構造を、後から意識的に作り上げていくという点である。つまり彼らにとって発達とは新たな次元を次々と発見してゆく過程なのである。とすると、そのつど使える能力と手段を手がかりとして使って次の段階へとステップアップすることを考えるのが、理にかなっている。本書も、潜在的にはこのような仕組みを記述したものであり、ポジティブな発達と療育の道筋を暗示するものであった。つまり感覚一元論の世界から出発して、視線触発に開かれ、身体感覚と情動性へと開かれてゆくのである。そして最後には不測の事態としての現実を受容する力を身につけ、論理構造を創設するという過程を通して、本書は自閉症児の発達を描いた。

成育医療センターの共同研究グループの同僚である広瀬宏之先生（現横須賀市療育相談センター所長）の教示を手がかりに「脱構造化」について考えたい。「構造化」というTEACCHプログラム[1]が提唱した方法の次のステップを考えるということなのだが、本書の結論として、これからの療育にどのような道筋があり得るのか、その形式構造だけでも考えてみたい。

もちろん、すでに様々な療育の方法があり、それぞれが大きな成果を上げている。整理してみると三種類の発想があると思われる。第一の方向性が構造化である。自閉症児が過ごしやすく、そして能力を発揮できる環境を調整するものである。環境の側を変化させようとする発想は、障害を持った人に対して排除的に働く環境を直してゆこうとする、バリアフリーやユニバーサルデザインなどと近い。確かに環境を整えることで、ポテンシャルを発揮して飛躍的にできることが多くなる子どもはいる。適切な環境はその子の能力の一部なのである（河野 2005）。ただ、自閉症児の特徴として、応用と一般化がきわめて苦手であるので、構造化された環境の外側では依然としてうまくいかないことは多い。

次の方向性は、訓練的な療育である。それぞれの子どもが使える能力を最大限活かして、可能な限りできることを延ばす。たとえば、音声言語が使えない子どもでも、絵カードを使ったサイン言語を身につけることはできるかもしれない。あるいはパニックを起こしやすい子どもに対して、どういうときにパニックを起こすのかを詳細に調べてそれを調整し、仮にパニックを起こしそうになっても「パニックとは別のやり方でSOSのメッセージを出す」ことを覚えれば、生活は大きく変わる（これは応用行動分析と呼ばれる療育の発想である）。この方向性は必ず有効であるが、場合によっては、決められた枠組みにはまってしまい、自由度を失って、創造性と、それ以上の質的な進歩を妨げることもあるようだ。とはいえ上手に行った場合は、今まで自閉症児が持っていなかったスキルを獲得することになるので、自発的に次の段階にステップアップするためのツールとなる。つまり第三の方向性へとつながっていく。

三つ目の方向性が、脱構造化である。先の二つはこれによって補われる。脱構造化はさらに二つに分かれるが、まずは新たな経験構造の獲得を目指す方向性があるだろう。「おわりに」の冒頭で書いたとおり、まだ子どもが獲得していないが、ポテンシャルは持っているような経験次元を開く方向である。たとえば、自分の身体感覚を感じることができない子どもにとって、感覚統合訓練や動作法は、身体感覚の発見を促すきっかけになる。あるいは密接な関わりの中で、視線触発に気がつかせるような方向である。彼らの持っている経験構造・パターンを尊重する構造化の方向と対立する場面もあるが、ポテンシャルとしては異次元へと開かれる可能性を持っているのであれば、それを引き出すのは望ましいことであろう（実際にはＴＥＡＣＣＨのプログラムも、「芽生え反応」と呼ばれる潜在的な能力への着目によって、このような異次元へのステップアップを意図したものとなっている）。事実、新たな次元の発見は、安全な環境が整っていれば喜ばしい出来事であるようだ。環境を整えてあげることだけが彼らにとって快であるわけではない。「できること」の拡大も大きな喜びとなる。訓練や構造化は、すでに持っている能力の地平のなかで、できることの幅を拡げて暮らしやすくする方法である。そうではなく、次元の開拓、ステップアップのための療育の開発という目標設定があり得ると思う。

そのための大きな課題は、未知の異次元をどう育てるかということである。まだ知らない経験次元への欲望を何が動機づけるのか、その仕組みについてはよくわかっていない。ひょっとして、子どもにとっては未知の次元へと生活や療育のなかで露出させることが、潜在的に、新たな次元に開かれることの準備となり、何らかのきっかけで欲望が顕在化するのかもしれない。グループセラピーのなかで対人関係を発見する事例に登場したフェルディナンは、そのようなパターンであったと思われる（第二章第4節）。

第三の方向性の二つ目は、自分が持っている資源を自力で組織化し、自立性と自由を獲得する、創造的に自分を作り上げていくという方向である。他の人によって枠をはめられるのではなく、自分で構造を作る作業である。このとき、経験構造を再編することになるが、これは以前よりも高次の段階で行われることになる。この「高次」が、未知の経験次元の発見とどうリンクするのかについてはまだわからないので、これもこれからの研究課題である。もちろん、このような創造的な組織化の終着点は、必ずしも「定型発達」と同じものではないだろう。子どもそれぞれが自分の可能性を持ち、しかもその可能性は他の人にも本人にも予見し得ないし真似できない経験構造の実現のことなのである。

場合によっては、経験の次元は限定されていたとしても、子どもが持っている次元のなかで経験を組織化することも価値のあることである。これは常同行動のポジティブな側面であり、路線図によって空間を構成する子どももその一例である。あるいは、こだわりを長所にしてゆくことで、結果として新たな経験の次元へとステップアップすることもあるだろう。広瀬宏之先生はこうした経験を次のように記述している。

時計の大好きな自閉症の子どもがいました。お母さんは、療育の場で、時計にばかりこだわっているのはよくないと教えられ、家から全ての時計を撤去しようとしていました。ところが、その子にとっての時計は、わけの分からない外界の中で、数少ない「わけの分かる」対象なのです。混沌とした「彼の世界」の中に、わずかに認められる光明なのです。それを頼りに安心感を膨らませて、世界の理解をしようとしているのです。時計は、撤去すべき対象でも、克服すべき対象でもありません。むしろ、身につけて、いつでも確認して安心を得る、お守りのような存在としてかんがえてあげるべきなのです。（広瀬 2007）

時計に対するこだわりを持つ子供の場合は、時計さえ身につけていれば、ふだんは行くことのできない未知の場所に行くことができるかもしれない。時計をよりどころにして、経験の幅を拡げてゆくことができる。時計を取り上げてしまったら、子供はよりどころを失って、閉じこもるしかなくなる。と、このように広瀬先生は共同研究の会合で説明していた。

常同行動は世界への住み方であり、世界への窓になる。そこから自分自身を組織化する手がかりでもあるのだ。

## 構築的現象学の方へ

自閉症はなぜ自閉症 autism と呼ばれてきたのであろうか。もちろん、重度の自閉症児の場合、一人の世界に閉じこもって他の人とコミュニケーションをとらないことは、誰の目にも明らかであるし、カナーによる発見の糸口であったのだから、自明のことであるかも知れない。しかし、哲学史の問題として考えたときには別の切り口もある。これまでにも触れてきたが、それは独我論である。

哲学史における独我論において問題になってきたのは、対人関係の不在よりも、むしろ意識あるいは主観性に対する外部性や実在の保証である。「目覚めていると思っているけれども実はこれは夢ではないか」、「世界や他者は私の意識が生み出した幻覚にすぎないのではないか」、このような問いは幼少時に誰もが立てるものであろう。恐らく人間が普遍的に脅かされている独我論的傾向に抗うために、哲学者は様々な解決を試みている。たとえば『省察』のデカルトは、誇張懐疑の果てに「私」の存在 existentia が保証された後に、対象（表象）的実在性 realitas objectiva から、表象へは与えられない形相的実在性 realitas formalis をたどって、最大の実在である神に到達する（村上勝三 2004, 第一章、2005, 第Ⅲ部第一章）。私に還元できない（世界の）絶対的な実在性・外部性を神が保証するのである。あるいはカントの物自体やフィヒテの障碍・衝撃 Anstoß、ハイデガーのピュシス、「外部性についての試論」という副題を持つ『全体性と無限』の著者であるレヴィナスの他者概念を思い浮かべてもよい。フッサールにおけるエポケーもまさに素朴な実在性の手前に遡行して、実在性の成立する構造を探求しようとする試みであったといえる。哲学者は様々な仕方で外部性・実在を確証しようとしてきた。

本書では「現実の次元化」（現実を独立した次元として設定すること）という概念で、この外部性の問題を扱った。「現実の次元化」とは、外部性を確保し、それと出会う方法、独我論を回避する人間の構造そのものに他ならない。第三章以降、自閉症における現実の次元化の困難について語ってきたが、最終章で、このような現実という外部性をめぐる諸問題に直面することになったのである。高機能の自閉症者とは、この問題と文字通り自分の存在を賭けて戦っている人たちであるといえる。そして現象学運動としては、現実についての現象学とは直観不可能な現象の分析である構築的現象学への越境である。本書冒頭で自閉症研究が現象学者が自ら直観できない自閉症児の経験を問題にするがゆえに構築的現象学であることが示された。さらに「現実」という学の「対象」が直観不可能であるがゆえに、本書は構築的現象学へと踏み込んでいる。

自閉症研究を通して見えてきたことは、まず定型発達の経験が多次元構造であるのに対し、自閉症の初期の経験が感覚の一次元であると思われること、そして両者を包含する「人間」という地平は、決して一つの固定した構造からなるのではなく、多様なそして変化する構造の可能性を内包していて、人間の可能性は反省では捉えきれないということであろう。この成果に忠実である限り、現象学は一つの起源に収斂することのない多元的な次元からなる構造を持つ。さらに、反省できない構造も可能性として考慮する構築的現象学を地平としてもつということになる。前者は、一方向的な基づけ関係を持つフッサールの発生的現象学に対する批判となり、後者は、フッサールがプログラムとしては構想したけれども、展開することがなかった方向への展開である。

本書は、定型発達との比較を通して考察したために否定を媒介して自閉症を記述することになってしまった。恐らく本書の到達点から出発し直して、ポジティブに、否定性を媒介することなく、自閉症を記述することが可能になるのだろう。その際の出発点となるのは、「形の次元」である。この次元がどのように分化するか、つまり視線触発、情動性と運動感覚、そして現実へと開かれ、浸透し、図式化するか、そして高次の構造化・組織化を果たしてゆくのかという風に記述は進むことになるであろう。つまりこれが先ほどの脱構造化のプロセスなのである。

# 注

## はじめに

（1）直観可能な現象の「構成」を基盤として、その外延をなす直観不可能な現象の「構築」が「相関的なアプリオリ」つまり必然的に要請される構造として可能になると後期のフッサールは考えていた。たとえば彼はこう言っている。

「それゆえ、一貫して継続されて現象学はアプリオリに、しかし厳密に直観的な本質的必然性と本質的普遍性を持って、考えられる諸世界の形式を構築し、しかもそれらをおよそ考えられるあらゆる存在の形式とその段階の体系の枠内において構築する。にもかかわらず、それらは根源的に、すなわちそれらの形式を構成する志向的働きが持つ、構成に関わるアプリオリとの相関関係においてなのである。」（フッサール『デカルト的省察』、邦訳二七四〜二七五頁。ただし邦訳では「構築」を「構成」と訳しているので訂正した。傍点は引用者による。）

この引用でのフッサールは構築と構成を厳密に使い分けている。直観不可能だけれども存在が仮定される現象構造の構築の上に、直観可能な現象構造の構成が位置づけられる。現象学的な「構築」に関してはフィンクの『第六デカルト的省察』(Fink 1988, 第七節) やハイデガーの一九二七年の講義、『現象学の根本問題』が参考になる (Heidegger GA24)。

## 第一章

（1）哲学で一般的に使われる「他者」という抽象的な語よりも、「相手」という日常語の方がここでは適当である。他者や差異という語が一九六〇年代から七〇年代にかけて流行したのは、一九世紀までの同一化的で体系を志向する哲学との対決という要請からであった。しかし現在私たちが直面している現実を思考するのに適合した語であるかどうかは疑問である。幼児は、外部に存在する身体を、固有の人格を持った「他者」として存在定立する以前から、向かい合った相手と関わる。向かい合いの相手が外部存在として定立されたものが他者だという風にさしあたって用語を定義しておきたい。

(2) メルツォフが生後一二日から二一日までの新生児を対象として行った実験によれば、新生児の前で舌を突き出したり、口を大きく開けたり、口をすぼめたりすると、同じ表情を子どももするというものである (Meltzoff, N., & Moore, M. K. 1977)。その後、彼は生後四六分の新生児でも同様の事実を確かめている (Meltzoff, A. N., & Moore, M. K. 1983)。

(3) 彼女は、感覚を持つときには身体感覚が消え、身体感覚に気づくと感覚が消えるそうだ。木の感触に気づくと手の感覚が消え、触っている手の感覚に気づくと何を触っているのかわからなくなる (Williams 1998, p. 56)。

(4) 従来、Leib は動詞 leben (生きる) のニュアンスを活かすために「生きる身体」・「生きられた身体」と訳されてきたが、本書ではより日常的で、広い含意を持つ「体 (からだ)」を用いる。体は、内的な身体感覚、運動感覚、未分化な情動性からなる。そして Leibkörper の意味で身体像という語を使うことにする。

(5) 以上の引用は、一見したところ視線触発には関係していないようだが、そうではない。自己身体の体験化、覚醒は視線触発を前提としている (第七章参照)。

(6) 正確には、開かれていないのではなく、この次元への暴露があまりに苦痛であるために、防御のために閉じていると思われる場合、つまり二次的な自閉も見られる。

(7) 情動性はそれ自体としては気づくことができない身体的な傾向性であるが、運動感覚と複合して表出されると感情表現となり、この表出への気づきが感情であると定義できる。

(8) ただし定型発達の場合、純粋な美的触発はないだろう。カントは、美は概念を前提としないにもかかわらず、構想力が最終的には悟性によって包摂される、という言い方で、定型発達における美の不純さを暗示している（KuV, S. XLIV）。と同時に、悟性の働きがなければ趣味の共有はできないのであり、それゆえ、重度の自閉症児の世界が仮に本書の主張通り美であるとしても、彼らはそれを他の人とは共有しないのである。

（9）受動的総合には大きく分けて二種類ある。ひとつは感性的印象が自然とまとまりを作る働きであり、もう一つは他者の身体を感じ取る働きである。ここでは前者が問題になる（フッサール『受動的総合の分析』、pp. 222, 224 [Hua XI, S. 154-155]）。

（10）「（……）フッサールが受動性の領域で開示した「没自我性」や「非自我性」は（……）、超越論的還元を通して明らかにされた、超越的規則性としての没自我性、すなわち、先自我性、「いかなる自我の活動も生じていないこと」を意味するのです」（山口 2005, 一七五頁）。

（11）示唆的なのは、『受動的総合の分析』のなかでフッサールがまさに感性の連合を記述するときには、他の部分では論じられている運動感覚に関する記述が消えることである。暗黙のうちに、このような感性的連合において自我のみならず、身体感覚も排除しているのである。

（12）この例から明らかになることは、フッサールが記述しようとした感性の受動的総合は、対人関係、特に視線触発の解除・エポケーにおいてのみ、彼が記述したような形で作動するということである。つまり、これは重度の自閉状態でのみ実現するような、ある種理論的な極限値である。そして、フッサールが呈示したもうひとつの受動的総合である、他の人の身体をいつの間にか身体として感じ取ってしまう働き、つまり感情移入（間接呈示、対化）は、視線触発を前提としているので、自閉の状態を実現する感性の受動的総合とは異なる由来を持っていることもわかる。

## 第二章

（1）実際に行っているサリー＝アン課題では、人形劇でクイズを出す。⑴サリーとアンがいました。⑵サリーは自分のボールをかごに片付けました。⑶サリーは外出しました。⑷アンがいたずらしてボールをかごから別の箱に移しました。⑸帰ってきたサリーがボールで遊ぼうと思いました。さてかごと箱のどちらを探すでしょうか？ というような内容である。自閉症児はボールが現在入っている箱を選択することが多い。この課題は定型発達であれば三、四歳で通過するが、アスペルガー障害の子どもの場合七、八歳でも通過しないことがある。自閉症児のサリー＝アン課題についてはフリス『自閉症とアスペルガー障害』(Frith 1991, 邦訳四六〜四八頁)を参照。

（2）サルトルが視線において問題にする、恥辱や驕りは、まさに視線触発の傾向性に沿った情動性の図式化としての感情である (Sartre 1943, 319)。自閉症者が、ねたみや憎しみといった他者に対する感情を持ちにくいのは、情動性が視線触発に沿って現出しないからである。

（3）本来カントの図式論 Schematismus は感性とは無縁の概念が感性的形象に変化することを指していたが (Kant KrV, A141-142/B180-181)、本書の図式化 schématisation とは概念に限らず知覚以外の次元の現象が、知覚の次元と浸透し合うことで、知覚そのものも形象化するとともに、その異次元も分節するという、相互分節の働きを意味することと定義する。

（4）脳神経学でもこのことは観察されている。他者と視線があったときに出現する波は、表情から感情を読みとる際に生じる波に先行するのである (I. Kimura 2004)。また自閉症児においては前者が欠落することがあるという (I. Kimura 2005)。

（5）自身が自閉症者であるウィリアムズも、直接的なコンタクトは避けた方が療育のためにもよい場合もあるという指摘をしている (Williams 2003, pp. 117-118)。

（6）タスティンは、自閉症児に対し精神分析に基づいた臨床を行った。彼女は自閉症の病因を、今では否定されている学説である母親との極早期の病的な分離に求めているため、現在の知見からすると奇妙な主張をすることもあるが、非常に鋭い観察眼を持っているので彼女が記述している状態像は参考になる。ごく少数の自閉症児が見せる過度の愛着についても記述している。「身体的な分離を避けるために、自閉症の子どもは、私が「接着的同等化」と呼ぶ過程を使うことがある。これは、病的な変化しない仕方で母親にしがみつき「一体である」と感じる妄想的な状態である」(Tustin 1981/1992, p. 31)。

(7)「もう少し大きくなってからは、姉がつらそうなのを見ると、気の毒に思うようになった。なぜそんなに動揺しているのか、彼女の内部で揺れ動いているのが何なのか、それは理解できなかったが、姉が惨めな思いをしていることはわかったし、気の毒だと思った」(Gerland 1996, 邦訳四九頁)。

(8) 神経学的にも、表情理解に関する実験を行うと、アスペルガー障害を持つ子供は定型発達とは異なる脳の部位を使うことが知られている。つまり異なる戦略、推論を使って理解しようとしている。定型発達の表情理解は一定の回路を使うが、アスペルガーの場合人によって異なる部位を使う。宮尾益知先生の口頭のコメントによると、「おのおのが苦労して自分なりの戦略を編み出している」のである。

(9)「週の半ばになると、胃の痛みはますますひどくなった。私は涙でいっぱいだったが、それが何の感情かもわからなかったので、現実には涙を流すことさえできなかった」(Williams 1994, 邦訳三二七頁。一部改訳)、「鏡を覗き込むことはたいてい私を「消しさった」が、周囲からだけでなく、自分自身の感情からも切り離されてしまっていた。それが鏡像無しで〔現実の対人関係の中で〕いろいろなことをするようになった今、「感情」を感じることができる。その感情の多くが何なのか、未だにわからないとしても」(Williams 1996a, 邦訳二二六―二二七頁一部改訳)。

(10) つまり自己身体の表面という境界は、はじめから与えられているものではない。自分の表面は作り出していかなくてはいけないのである。具体的には、視線触発の中で開かれる間身体性において、三つの異なる動的均衡が浸透したものが身体表面である。運動感覚の図式化によりできる私の運動の軌跡、知覚された私の身体像、触感によって区切られる身体の境界、という三つの異質な層が重なり合うところに私の表面ができあがる。これがうまくいかないと、一部の自閉症者のように身体と事物の境界がつかめなくなる。また、断肢手術後に存在しないはずの手足があるように感じる幻影肢という現象は、表面がこのような複雑な仕組みによって成立しているということを証示している。ラカンの鏡像段階の議論は、この複雑な構造を取り逃がしている。

(11) アメリカの精神科診断マニュアルであるＤＳＭ－Ⅳで「小児崩壊性障害」とよばれるものは、二歳まで正常な発達を遂げていた子どもが、自閉症のような状態に退行する障害を指している。「折れ線型」と呼んでいるものはそれとは異なり、一歳過ぎぐらいで、それまででていた発語がなくなり発達が止まるように見える、非常に少数の一群の自閉症児のことを指す。他者の存在にまったく気がつかず、行動のまとまりを持たないので常同行動も行わない最重度の自閉症である。悪化以前から若干の自閉的な傾向があるが見逃されていることも多く、筆者が目にした事例では退行の直前に引っ越しや重度の下痢や発熱を伴う病気、それによる入院などのイベントが見られることが多い。多くの場合自閉度が重く、その後の言語発達も遅いように見受けられる。

(12) とくに高機能自閉症の人の場合は、自己の理想を視覚像から考えることが多い（岡 2006）。そのため、体を鍛えることに固執する場合もある。

## 補論

(1)『デカルト的省察』邦訳三七二頁、浜渦辰二による解説参照。

(2)「私たちの知覚の場に他の人間が一人現れる。このことを原初的に還元していえば、私の原初的自然の知覚の場にある物体が現れ、(……)。(……)そこにある物体はなるほど身体として捉えられているが、それはこの意味を私の身体の把握からの転移によって得るのでなければならない。私の原初的領分の内部での、あそこにある物体を私の物体と結びつける類似性のみが、前者を他の身体として「類比によって」捉えるように動機づけるための基礎を与えることができるということは、はじめから明らかである」(フッサール『デカルト的省察』、邦訳一九八〜一九九頁)。

(3)「といっても、私は他者を単純に私自身の複製と捉えているわけではない。(……)詳しく見れば、もし私がそこに行きそこにいたならば、私がそれ自身を同等に持つであろうような、そうした現出の仕方を持ったものとして捉えている」(同二一〇頁)。

(4)「想起によって与えられる私の過去が私の生き生きした現在をその変容として超越しているのと類比的に、共現前する異なる存在は(……)自分固有の存在を超越している」(同二〇七頁)。

(5)神経学的にも共鳴動作と視線触発という二つの異なる対人関係の基本構造は確認できる。木村育美の論文(Kimura 2004, Kimura 2005, Kimura et al. 2006)からわかるように、脳磁場の測定によると、相貌認識は(120マイクロ秒付近の)P1と(大人で170マイクロ秒、子どもでは140マイクロ秒付近の)N170の二つのピークを持つ。後者が表情の理解と重なると考えられるのに対し、前者は視線の方向性の感受と重なると思われる。つまり視線触発は向かってくるベクトルの感受であり、他者の理解・共感は別の働きである。共鳴動作はこのN170と関係があると思われるが、さらに直接的には現在ミラーニューロン・システムとして知られている模倣や感情理解で活性化する神経群が妥当するだろう(Rizzolatti et. 2004)。

アスペルガー障害の場合、視線触発を軸とした受動的(非意志的)な情動性の組織化という仕組みが弱いため、異なる戦略を使って表情を読みとろうとする。それゆえP1の反応は弱い上N170においては人により様々な部位が反応することになる。また血流の調査でも人によって異なるパターンがでることがわかっている(Hirose et al., 2006)。

(6)「私は、ときどき木々が私を見つめ、私に語っていると感じた」(Merleau-Ponty 1964, p. 31で引用されたクレーのものとされる言葉)。

(7)本書は、あえて成人の経験のもつ多元構造である「発生」とは区別された「発達」を現象学的に考察している。他方フッサールの発生的現象学は、発達論ではないわけだから、乳児を手がかりとしてしまうと、発生と発達を混同することになろう。

(8) メルロ＝ポンティが強調した共鳴動作は、視線触発のなかで開始した運動感覚と情動性の触発が、私と相手へと未だ局在化していない状態であり、未分化なわけでは決してない。ウィニコットなどの精神分析家も、母子未分化の状態を出発点におくが、少なくとも最近の発達心理学の知見では、この「未分化」は自己感の形成のあとに生まれる二次的な構造であることがわかってきている (Stern 1985, 邦訳八四頁)。

(9) ゼロ点の成立にはベクトルの体験が不可欠であるから、自己感の成立に視線触発は欠かせない。非自閉症者の場合は幼児期にこれが継続的に欠損すると重症の離人感・抑うつを残すことは、精神分析系の心理学ではボウルビー、スピッツ、ウィニコットなどが明らかにしている (たとえば Winnicott 1971, pp. 113-115)。

ところで、他者の考えていることを「知る」ことができないということはいま問題にしている現象とは関係ない。知ることができないというのは、認識や知覚に視点を置いた場合に間身体性の次元が間接的にしか確証できないという問題である。他者を「知る」ことができなくても、直接的で無媒介的なコンタクトは成立し私は他者の体に反応してしまう (あるいは合奏のように共にタイミングを合わせて何かをする)。不可知という認識が生じるためには、あらかじめ私と他者が同じ回路のなかで直接的に出会っていなくてはいけない。出会って他者の体験について何か感じているのに、認識としては「わからない」から不可知なのであって、出会ってもいないときには知るも知らないもない。感情移入、間接呈示の間接性は、身体の求心的力動における直接的な視線触発を前提とする。つまりベクトルの体験の段階では自己と他者の「内面性」という概念はいまだ存在しない。内面性については第七章で論じる。

## 第三章

(1) フッサール現象学において知覚対象は、意識の志向性によってねらわれ構成されたノエマ的な意味そのものである。そしてこのように対象をねらい、構成する作用がノエシスである（『イデーンI』第三、四編参照）。

（2）「対象」という語につけられたかっこは、これが未だ志向的な対象となっていないことを示している。先対象的で先志向的なのである。

（3）フッサール時間論に関しては、とくに村田憲郎の精緻な分析を参考にした（村田 2005, 特に pp. 77-84 など）。

（4）厳密には、レの瞬間における予持$X_2$／$X_3$が、ミ♭の瞬間でそのまま把持へと沈降するに伴って、ミ♭に対して新たな予持$X_2'$／$X_3'$が形成される、とある時期のフッサールは考えていた。つまり原印象だけでなく、把持や予持も変容する。

（5）ただし、もっとも自閉度の重い、行動にまとまりの一切ない注意の転導の激しい極少数の子どもの場合は違うかもしれない。

（6）「しかし未来は、何らかの程度で先行描出されている地平として、構成される対象性に属しているが、予期の形成の規則性に従いながら、連続的、ないしは非連続的な予持から生じる」（Hua XI, S. 185, 邦訳 262 頁）。

（7）「（……）生起したものとして把持的に意識されているものに即して、それと同一の様式を持つ新たなものが、来るべきものとして「予期されている」のでなければならない」（Hua XI, S. 186, 邦訳二六三〜二六四頁。ここでの「予期」は文脈からして予持のことである）。

（8）把持が過ぎ去ったばかりの現在であり、現在が過ぎ去ったばかりの予持の現実化であるのと同じように、現在は把持に送り込まれ、次に来たるべき現在は予持の中で先行描出されている（「予期の表象は、明らかにある新しい様式の表象として性格づけられ、それも二義的な段階の表象として、根源的な過去の表象の複製として性格づけられる」（Hua XI, S. 186, 邦訳二六四頁））。それゆえ、予持の地平の幅は、現在と把持のずれの幅に相関しているのである。

（9）本書で「不測の事態」というときの「事態」は、フッサールの Sachverhalt の訳語としては使っていない。フッサールの事態は、言語命題による状況の分節を意味するが、不測の事態においては、まさに言語による分節が行われないような出来事が問題になっている。さらに、「事況 Sachlage」もまた、潜在的には命題的な分節を前提としているとすると、フッサール現象学の中には本書の「現実」に相当する語はないだろう。

(10)「現実(界) le réel」はラカンの用語として有名であるが、他の精神分析家やあるいはベルクソンやレヴィナスといったフランスの哲学者も使う。切迫している現象でありながら、それについては理解することも何かを表象したり予測したりすることもできないが、しかし私たちに取り憑いているのが現実である。

(11) 現実触発の理解についてはカントの崇高論が助けになる(Kant, KU, S. 74-113)。崇高とは構想力を超える出来事の受容である。構想力が破綻するカオスの不安・恐怖から、感性と結びついた悟性の能力を超える道徳的な理念・法則へと跳躍することを可能にする経験である。知覚や時間意識の地平を超える予測し得ない現実(物自体)が受容されるのは、高度に発達した文化的構造と象徴的な制度のおかげである。これは低機能の自閉症の子どもが、予期し得ないものに耐えられない理由の一つである。カントの場合は、文明化されていない民族が崇高には耐えられずに、迷信に陥ると述べられている(KU, S. 107-109)。カントの議論は単なる思弁的な形而上学ではなく、現象学的な確証を持つ(Richir 1988, pp. 91-142, Richir 1991, pp. 37-83)。しかしこの点は本書では議論することができない。

(12)「〔……〕充実の代わりに予期外れが現れるときにはいったい何がそこで起こっているのだろうか。たとえば一様に赤い玉が見えるとする。〔……〕そしてそれに続いて、次第に今まで見えなかった裏側の一部が現れ、もともとの、「一様に赤くて一様に丸い」という意味の先行描出に対して、その予期に相反しながら「他である」ことの意識が現れる。「赤ではなく緑、球形ではなく凹んでいる」という意味である」(Hua XI, S. 29、邦訳五〇頁)。彼の有名な例は、マネキン人形と人を見間違えるというものである（Hua XI, S. 34、邦訳五七頁）。

(13) 本章では細かい区別は必要ないので、「想像」という語を、像を前提としない空想 Phantasie と像を持つ空想である想像 Imagination 両方を含む言葉として使う。

(14) 過去の記憶については、「記憶は像意識ではなく何かまったく別のものである」（Hua X, S. 316）とフッサールも言っている。

(15) 第七章で議論する、相手の感情と「あなた」という人格構造とのずれを理解できないということと相関がある。直観と、直観を超える現実のふたであるカテゴリーのずれをつかめないのだと考えられる。

(16) 気分と現実や時間との関係はさらなる探求の課題となる。たとえばハイデガーの気分と時間性に関する議論をこの文脈で読み直すことができる。もちろん『存在と時間』の情態性に関する議論は未来ではなく既在に関わるわけだが。

(17) ここではフッサールが最終的に捨て去ることになる統握内容図式に依拠していた初期時間論を参照している（Hua XXXIII, Nr. 11, Schnell 2004, pp. 201-206）。恐らくこの棄却は、分析の深化に伴ってこの図式が先内在性のレベルでは使えなくなったということであって、内在性のレベルでは有効であると考えられる。

(18)「彼らのいわゆる「良い記憶力」とはある種のデジャヴの体験のようなものであり、以前の意味のある布置〔状況〕と似たような布置が起きると、あたかも状況丸ごとが再び起こっているようになるのである」（Tustin 1981-1992, p. 165）。

(19)「対象の完全な統握は二つの内実を持つ。片方は時間外的な規定に関わる対象を構成し、片方は時間位置、たとえば今ある、以前あった、などを生み出す」（Hua X, S. 63）。

(20) 中野三津子先生（国立成育医療センター）の口頭のご教示による。あるいはウィリアムズによると、「私の人生の一貫した意味を本当につかむまでに二五年かかった。私は自伝『自閉症だった私へ』をタイプすることを通じてそれを経験した」（Williams 2001, p. 87）。自伝を出版する自閉症の人はむしろ例外のように思える。

（21）「再想起とは――理念的な再生産という極限に向かって、さまざまな程度に空虚であり、ないしは直観的であるが――われわれのこれまでの記述に従えば、根源的な生き生きとした現在において構成され、把持的に沈殿し、最後には完全に力を失った過去の対象性の覚起の現象に他ならない」（Hua XI, S. 193、邦訳二七四頁）。

（22）定型発達でも意味記憶をブロックしてこのような視覚記憶を開発することはできる。ベルクソンがそのような実験について述べている箇所もある（Bergson 1896, p. 232（p. 93 de la version originale）; Bergson 1919, p. 933（p. 157 de la version originale）。

（23）時間の中の対象と時間対象 Zeit-objekt を区別しなくてはいけないのと同じように（Schnell 2004, pp. 171-172）、先内在的なレベルでの絶対流はもっているが、内在のレベルでの流れの感覚は持たない、といえる。ザハヴィはこの問題を反省という観点から論じている。「私たちは反省しているときにのみ自分の行為を時間的な対象として経験している〔……〕。ひとつの経験だけがある先反省的なレベルでは、それ自身にたいする超越として現出することができないのだから、時間的対象としては現出できない」（Zahavi 1999, p. 77）。

（24）感覚の強度は、カントの「原則論」（「知覚の先取」）が示しているとおり、持続（「経験の類推」）と相補的な関係にあるカテゴリー的経験である。強度は現実の感覚に先立って与えられている実在性というカテゴリーであって、この強度が時間の連続性を保証する（KrV, A170/B211-212）。しかし、視線触発の強度はカテゴリーの手前にある。

（25）レヴィナスの言葉で言うと、存在と存在の彼方という二つの次元間のずれである。「不可逆的なずれとはすなわち、他人が形象的にイマージュや肖像として現出してしまうような開示の志向的連関が欠損することである」（Lévinas 1974, p. 144）。

（26）「近さは（……）共通の現在のないずれの隔たりを開く」（Lévinas 1974, p. 142）。

（27）幼児の発達段階では、眼差しの交差の次の段階で指さしが生じる。私とあなたが同じものを見ているという意識が生じたとき、欲しいものを要求したり、興味を共有するために指さしが生じるのである。この私とあなたと事物の三項関係が、共同注意と呼ばれるものである（浜田 1999, 一九〇～一九六頁）。

**第四章**

（1）写真提供は全て宮尾益知先生。ご家族からの掲載許可も取っていただいた。

（2）写真4－4の子どもは、おそらくゴレンジャー・シリーズのキャラクターを描いている。

（3）精神分析が発見した投影というメカニズムは、運動感覚や情動性が空想を媒体として知覚野の中で図式化する異位相間の連関構造として、現象学で検討するべきテーマである。簡単に言うと、投影においては図式化が他者の身体や紙の上において実現している。

（4）実は、サミ＝アリは、この本で二次元空間論を展開している。ただし、彼の二次元空間とは夢や空想の空間において、身体性がいまだ知覚空間の客観的な座標を持たない状態である。本章のように知覚が身体性を持たない状態とはいわば逆の空間を記述している。

（5）正確に言うと、空想の中で何か像を結んでからそれを描いているとは限らない。像を結ばない原空想が、描画の像として紙の上で初めて像を結ぶことも多い。

（6）感情表現や描画といった図式化が成立するときには、対人関係のこのような分節が必要だろう。「私があなたに気持ちを伝える」ということがなければ図式化は意味を持たないからである。その意味で、前節と議論は連続する。

（7）フッサールが『論理学研究』第三研究で論じた問題であり、現在はメレオロジーによって探究が進んでいる。

（8）『純粋理性批判』のいわゆる「原則論」における「直観の公理」がこの問題を扱っている。「私がここで外延量というのは、その中では部分の表象が全体の表象を可能にする〔……〕ような量のことである」（KrV, A162/B203）。本節ではカントのカテゴリー論のうち、とりわけカテゴリーを感性的経験に適用する方法論である「原則論」を参照する。フッサールのカテゴリー直観という発想は、悟性の側ではなく、対象の側ですでにカテゴリー的な分節を認めるいわば「逆コペルニクス的転回」であった。しかし、仮に対象の側に分節があってそれを直観するにしても、自閉症を考える上では、定型発達ではアプリオリなカテゴリーが後天的に発見されることが問題になるので、人間の能力の問題として捉えるカントの方が使いやすい。しかもここでのカントの分類は行き届いている。

(9) アプリオリは先天性ではない。山根はアプリオリを、「人間はあたかも「自らある状態をはじめる能力」(A533/B561) を持つものであるかのように己を見なさざるを得ない、という事態に他ならない」(山根 2006, p. 118) と定義している。現象学の用語で言うと、アプリオリとはある構造の原創設 Urstiftung のことであることになる。

(10)「私の〔平面的な〕世界の見え方の影響はもう一つあった。いくつかの特定のものに関しては、何か別のものの下や向こう側に入ってしまうこともあるとちゃんと理解していた。入ってしまう現場を見たことがあるからである。〔……〕ところがその理解は、その時見たものにしか通用しなかった」(Gerland 1997, 邦訳七一頁。一部改訳)。つまり「下」あるいは「向こう側」が普遍的なカテゴリーとしては成立していないのである。

(11)「時間系列の相異なる部分を経時的に占める現実的存在は、この恒常性〔常住不変なもの〕によってのみ一つの量を持つ、そしてわれわれはこの量を持続と名付けるのである」(Kant, KrV, A183/B226)。

(12) フッサールの用語で言うと、感性的な印象としてのファントム、像が外的対象として定位される過程である（吉川 2003)。カントによれば、「経験は、現象の総合的統一に、言いかえれば現象一般の対象についての概念に従う総合に基づいている」(KrV, A156/B195) が、構想力による感性の秩序〔現象学的には受動的総合〕だけでは、この現象の対象としての総合・秩序・定立は不可能である。そのためには、カテゴリーが必要なのである（たとえば KrV, A157/B196, A211/B257)。

(13) これはカントの原則論でも含意されているほか、フッサールの『イデーンI』で議論されたノエマの核としての対象Xである (Hua III, S. 270-273)。ただしフッサールは空間論としては論じていない)。

(14)「恒常性は、現象が物あるいは対象として、可能的経験において規定せられるための唯一の必然的条件である」(KrV, A189/B232 ; Cf., Hua XVI, S. 218, 223, 274)。

(15) 感性的印象そのものは、予持と把持の絡み合う現在の現象であり、客観的な時間位置は持たない。時間位置は、志向的定立の問題である。「対象の完全な統握は二つの内実を持つ。片方は時間外的な規定に関わる対象を構成し、片方は時間位置、たとえば今ある、以前あった、などを生み出す」(Hua X, S. 63 ; 既出)。そしてカントは「一切の変易や同時的存在は、かかる恒常的なもののそれぞれの仕方(時間の様態)に他ならない」(KrV, A182/B226)、そして「恒常性が対象そのものであり、実体(現象的実体)である」(KrV, A183/B227) と言っている。

(16) 論理構造によって隠蔽されている現実とは、カントの場合には、もの自体を概念で囲い込んだ超越論的対象という風に記述される。「現象はそれ自体もの(自体)ではないから、現象を単なる表象として規定するためには、現象の根底に超越論的対象が存しなければならない」(KrV, A538/B566)。現象学の視点で読むと、もの自体や超越論的対象は背面世界のようなものではなく、現象のなかの了解不可能な部分のことであると解釈できる。

(17) 別のタイプの子どもの場合は、数字や文字といった特定の事物を偏愛し、それを空間のなかに常に見つけようとすることで、空間に座標・理解可能な定点を与えていく。

(18) 他の著者からも引用してみよう。「ダッフルコートは今や、まるでヤドカリの殻のように、私の大事な携帯用家屋となっていた。(……) ダッフルコートは一度も洗濯したことがなかったし、その薄汚れたコートを、わたしは決して離そうとはしなかった。(……) だが相変わらず、わたしはどこへ行くにもダッフルコートを離さなかった。そうしてそれは、その後、八年間も続いた」(Williams 1992, 邦訳一七七〜一七八頁)。「物事の事情がわからない、周りがうるさすぎる、刺激が多くて集中できない――理由は何であれ、このままでは自分がばらばらになってしまいそうな気がしてきたら、ベッドの下のくぼみにはまりこめばいい」(Willey 1999, 邦訳三二頁)。「ときどき、僕は小さいハリネズミみたいに、寝袋のなかでまるまりこむ。週末やひまな日に一番やりたいことは、パジャマと寝袋のなかで一日中過ごすことだ」(Hall 2001, p. 50)。

(19) タスティンは、このような締め付けを好む自閉症児を「ヤドカリタイプ shell-type」の子どもと名付けている(Tustin 1981/1992, p. 47)。

(20) 「乳幼児が見せる自閉症の最初の兆候は、抱かれたとき、身体を突っ張らせたり、抱き上げられるのをいやがったりすることである。こうした乳幼児は触覚が敏感なので、避けようとしたり、叫び声をあげたりする。この兆候が強く現れるのは、だいたい、生後一二ヶ月から二四ヶ月の間である。(……)〔私は〕抱き上げられると、〔母の〕腕から逃れようとしてもがき、乳母車のなかではあまりむずかりはしなかったが、なにやら心細そうだった。(……)そのころ、私は発語もなく、視線を絡ませず、かんしゃくを起こし、聴覚障害者のように振る舞い、人に無関心で、宙を見つめているという古典的自閉症の兆候を見せていた」(Grandin 1995, 邦訳五〇頁)。

(21) 彼は抱っこが基本となる身体的依存の失敗をもっとも原初的で深刻なトラウマと考え、その構造を次のようにまとめている。「このチャートから、原初的な苦痛(不安という語では、ここでは十分に強くない)についてのリストを作ることができる。以下がそのうちのいくつかである。1. 統合を失った状態への回帰、(〔それに対する〕防衛は解体)、2. 落ち続けること(防衛は自分を抱っこすること)、3. 心身の一体化の喪失、〔体に〕住むことの失敗(防衛は、離人)、4. 現実感の喪失(防衛は、一次的ナルシシズムの開拓など)、5. 対象〔愛着をもてる他者〕に関係する力の喪失(防衛は、自己現象にのみ関係しようとする自閉的状態)」(Winnicott 1989, pp. 89-90)。逆に言うと抱っこは身体の統合を原創設する仕組みなのである。

1は身体の統合、2は安定感、3は自己身体の現実感、4は世界の現実感、5は他者の現実感の創設につながる。抱っこが直接関わるのは1・2であり、3以降はその後の発達によって創設される。

(22) http://www.neurodiversity.com/hug_machine.html このサイトに、ハグ・マシーンについての記述がまとめられている。ウィキペディアによる情報は、こちら。http://en.wikipedia.org/wiki/Hug_machine

(23)「多くの自閉症児がペットをぎゅっと抱いたり、人との関わり方にも判断を誤る。締め付け機のなかで快く抱きすくめられた感覚を経験して初めて、私はその良い感覚を猫に与えることができたのである」(Grandin 1995, 邦訳一〇四頁。一部改訳)、「見捨てられたわたしは、恐ろしさに身をすくめるようにしながら、ひとりぼっちでアパートの部屋に座った。わたしはしゃにむにお母さんを求めていた。だが自分にそのような人がいた記憶は全くなく、自分で自分の心の内に、そのイメージを作り上げなくてはならなかった」(Williams 1992, 邦訳二三二頁)。

(24)「事実、生後二～七ヶ月、乳児が感じ取ることのできる情動スペクトラムのかなりの部分は、他者がいて初めて、また他者という相互交流できる媒介を通じて初めて可能となります。すなわち他者とともにあることによってのみ可能なのです」(Stern 1985, 邦訳一二一頁)。

## 第五章

(1) あらゆる超越、定立をかっこに入れた内在における自己触発は、ミシェル・アンリが探究してきたものであるが、重度の自閉症児の経験において経験的に顕在化する。その意味で、アンリは人間経験のある根本的な可能性に触れている。しかし同時に定型発達の場合、自己触発が唯一の根本なわけではない。自己触発に還元してしまうと自閉症児の発生構造と発達は説明できても、定型発達の発生構造と発達、さらには定型発達と自閉症の差異が説明できない。定型発達では感性の背後で働く自己触発だけでなく、視線触発や現実の触発（後述）といった複数の異質な触発が経験の基点となるのである。人間の経験は複数の起源を持つのであり、一つの原理で説明することはできない。そして視点をどこに置くかによって、できあがる記述も変化する。

（2）ただし自閉症児はもともと睡眠や運動など様々なリズムの成立に難があることが知られているので、生気情動の成立においても何らかの難を抱えているのかもしれない。

（3）デジタルモンスターというキャラクターの好きなアスペルガー障害の少年の脳をＭＲＩで撮ったところ、デジタルモンスター、事物、人間の顔の順番でミラーニューロン系が活性化することがわかったという実験結果がある（Grelotti, et al. 2005）。

（4）浸透Durchdringungは、『論理学研究』第三研究に由来する言葉である（LUII/1, S. 227, etc.）。

（5）これがスターンが自己の発達の出発点に置いた「新生自己感」である（Stern 1985, 邦訳四五頁）。

（6）「物理的な接近によるショックや嫌悪感をのぞけば空中に浮かぶ丸に熱中して催眠状態だったわたしは、自分の体に対する知覚がほとんどなかったのだ」（Williams 1992, 邦訳二九六頁。一部改訳）。

（7）しかしながら、曼陀羅はミニカーではなくて人形を使って作られ、ものまねは自閉症児が好むアニメの場面からモデルがとられることが多い。このことは、今のところ答えの見つからない難しい問いを提起する。彼らの対人関係の発達は限られたものであるようだ。にもかかわらず人物状の像を好むのである。正確には、現実の人物よりも、機関車トーマス、ポケモンやアンパンマンのような人物と事物の中間状の単純な形をしたキャラクターを好む。身体像と事物との区別はできているのであろう。ただし、この身体像をどのようなものとして感じているのかは不明である。

（8）この次元は『意味論講義』（一九〇八年）でのフッサールが、語の発音が現出する場として明らかにした（知覚と空想の差異のような、直観領域の差異をかっこに入れても残る）「形」の現出の次元、略して「形の次元」であると思われる（Hua XXVI, S. 11-13）。フッサールはこれを単に「現出」と呼ぶ。重い自閉症児において、常同行動のパターンが体験されている次元は、定型発達においては語の分節がそこで現象する次元なのである。自閉症と定型発達の構造上の差異と連関がここでも見て取れる。

(9) ただし、イメージが空想で、現実がそのまま知覚だというわけではない。たとえば、夢という空想世界の事象は現実を引き受ける一つの方法である。フロイトの「イルマの注射の夢」ではイルマののどの奥にできた不可解な何かが、夢がそこをめぐって組織される「へそ」つまり現実(=死)を示す(Lacan, *Séminaire II*, pp. 177-204)。現実の引き受け方・組織化の仕方の違いが空想と知覚の違いであると、さしあたっては言うことができる。

(10) いないいないばぁからごっこ遊びへの展開については、たとえば高橋・中沢・森上編『遊びの発達学・展開編』二一頁を参照。

(11) これは(意味を持った運動を模倣したり観察したりするときに作動する脳の一連の部位を指す)ミラーニューロンの働きが弱いことからも確かめられている。「オウム返しは抑止の不全による」という結論には異議があるが、以下に総説がまとまっている。Williams et al., "Imitation, mirror neurons and autism," in *Neuroscience and Biobehavioural Review* 25 : 2001, pp. 287-295.

(12) 「自分の感じたことを外に表すことは、頭で決めて意識的に行う行為だった。ちょうど、自分の内側から、感情や感覚を「手動で」取り出して、それを何か、表に掲げられるような何かに変換するような感じだった。どうして人間はそんなことをすることになっているのか、本当のところはよくわかっていなかった。私の感覚や感情は、ひとりでに外にでることがなかった。(……) 私の感覚や感情が他人にわかるかわからないかが重要なことだとは、少しも知らなかった。」(Gerland 1997, 邦訳一〇九頁。一部改訳。既出)

## 第六章

(1) 「青年期・成人期のTEACCHプログラム」(ビデオ、朝日新聞厚生文化事業団刊)に登場するインタビューの中で、インタビュアーの質問になかなか返答せず、答えないのかと思って次の質問をしたあとに、前の質問に答えている場面がある。

（2）「［……］しかし我々が語の表象を体験しているあいだは、我々は決して語を表象することの中に生きているわけではなく、もっぱら語の意味ないし意義の中に生きている。従って我々がそうしているあいだは、すなわち意味志向の成就と、場合によっては志向の充実に没頭しているあいだは、我々の全関心は、〈意味志向によって志向され、意味志向によって名指された対象〉に向けられている」（LUII/1, S. 39-40 ; cf. S. 32, S. 66）。

（3）ところで『論理学研究』第一研究の第八節でフッサールは、言語表現の本質を身体性から切り離された論理とイデアの世界における意味に求めた。つまり表現（すなわち彼にとっての思考）の領域を感性から切り離された理念性の世界においた。表情や身振りといった、括弧付きの「表現」、表出 Äußerungen は伝達の意図を持たず、真の意味では意味を持たない（LUII/1, S. 31）。その根拠は第一に、（感性的に充実される必要がないことからわかるとおり）意味が本質的にカテゴリー的・イデア的なものであるということにある。次に語の発音が、実際に話したり書いたりすることで知覚野に実現してもいいし、頭のなかで空想するだけでも良いということにあった（LUII/1, S. 36）。記号と意味はそれが現象する感性的な存在領域とは無関係に、理念的に形成され作動するものなのである。

　しかし、記号をイデアの世界に還元するフッサールの議論は再検討を要する。実は記号が現出する領域の多様さと、現出領域と無関係に作動することそのものは、表現の理念性を保証するわけではない。むしろこの多様さは、意味をイデアの世界だけへと還元しようとする『論理学研究』でのフッサールの意図を裏切る意味を持つ。たとえ発音の分節と意味の分節そのものは理念的なものであるにせよ、発音は理念性の領域の中だけで自足して現象することはできない。つまり発音は空想にしろ知覚にしろ直観領域、さらに正確に言うと身体運動感覚に関わる。頭の中で考えるときも、たとえ声の空想がなかったとしても、つまり空想像 Phantasiebild が空虚表象だったとしても、発音を分節する運動感覚の方は空想的に充実して作動している。生理学的にも口角の筋電位が活性化することが知られている。このことは、空想身体における運動感覚の作動を間接的に証示していると考えられる。空想身体 Phantasieleib が作動しているのだ。このように、運動感覚を介して発音が形として分節される、固有の現象領域を、本書は「形の次元」と呼んできた。

(4) 発音や筆記が現出するのは、知覚であっても、空想であっても、空虚表象であっても良いので、厳密には「形の次元」と本書で呼んでいる、「形」という現象固有の現出の次元があると考えられる。フッサール『意味論講義』(一九〇八年)で、知覚的な「語音・語の発音 Wortlaut」から「語表象 Wortvorstellung」へと用語が変更されるのはそのためである(Hua XXVI, S. 12。植村玄輝氏の教示による)。第五章注8で述べた通り、この箇所で、フッサールは、この形の現出の次元のことをまさに「現出」や「現れること」と呼んでいる。「この現出する語の発音と現れることとそれ自身 das Erscheinen selbst とを区別しなくてはいけない。後者はつまり、そのなかで発音や紙の上に書かれた記号が漂うこと das Vorschweben が存立する知覚の現出体験 Wahrnehmungserscheinung、それによって語ったり聴いたりする者の前に漂う何かであるところの体験である」(ibid.)。「知覚の現出体験」という語で問題になっているのは、知覚という領域ではなく、知覚領域(や空想など他の領域)で、ある形が現出し構成されることである。つまり複数の直観領域を横断する「形の次元」が問題となっている。

(5) 語の発音の空想や空虚表象である場合は、空想身体が少なくとも潜在的に作動する次元である。

(6) 第一章、第二章で論じたとおり、相手の運動感覚を感じ取るとは、視線触発によって開かれる間身体性の次元で、(自分の空想身体の作動として)相手の運動感覚や情動性を感じる働きである。

(7) フッサールの用語法で言うと、実はこれはある種の指標作用である。ただし語音を構成する指標作用は、自閉症者が用いる動機付け連関による指標作用ではない。

フッサールが指標作用と名付けた現象には異なる二つの種類がある。火星の運河が宇宙人の存在を指示する指標である（LUII/1, S. 24）という二つの独立した存在者のあいだの経験的な動機付け連関と、もう一つは、感性的印象と身体運動感覚の浸透や身体運動感覚と情動性の浸透である（LUII/1, S. 33）。自閉症者は前者を用い、後者は定型発達者にとっては語音の構成要素となる。後者すなわち浸透は経験的で偶然的な動機付け連関ではなく、アプリオリな基づけ関係を持つ（しかし自閉症者ではしばしばフッサールにとっての「アプリオリ」がアプリオリには成立していない）。

(8) 同じことは、書き言葉にも当てはまる。視覚的形象が運動感覚や理念性と浸透した形象であるがゆえに、字は図として浮き上がり、（理念性の浸透ゆえ）絵とも区別される。次元浸透の弱い自閉症者は、意味を持つ語音としてではなく、模様として文字を捉える。二次的に他の事物を指示する指標となるのである（それゆえ表現ではない）。学習障害の一種である識字障害でも別様の仕方ではあるが、この浸透に問題が起こっていると思われる。識字障害の子どもの描画から推測できることは、おそらく彼らが輪郭・線ではなく色調の変化・塊、つまり面として視覚野を分節しているために、線からなる字を際立たせるのに困難があるということである。

(9) フッサール自身、音声がそれ自体としては「空虚な発音」（LUII/1, S. 37, 41）つまり理念性や文法が浸透していない音であり、それが表現の発音となるときに或る「現象的変容 phänomenale Modifikation」（LUII/1, S. 41）を被ると言っている。

(10) 「テンプル・グランディンは絵で考える。私のように、視覚の処理に深刻な問題を抱えている人間は、絵で考えることはまったくない〔引用者註：ウィリアムズは視覚的な感覚過敏を持つ〕。その代わりに運動と用途で考える。他の人にとっては、「音響」、匂い、肌触り、かもしれない。私にとっては、「カップ」はイメージではなく運動と用途である。「トイレ」は絵ではなく、行為である。「愛」は絵もシンボルも持たないが、ある流れるパターンを持つ」（Williams 2003, p. 73）。

(11) すでにフッサールが「広い〔いみでの〕意味」を構成する心的作用として感情を取り上げていたことからも暗示されるとおり(LUII/1, S. 33)、ここで情動性の次元が関与してくることになる。

(12) 第五章注(12)を参照。

(13)「リズムの規則性は、リズムと私たちの間に一種のコミュニケーションを確立する。拍の周期的な回帰はそれを手段として私たちが想像上の操り人形に演じさせるような見えない糸のようなものである」(Bergson 1889, p. 9、邦訳二四〜二五頁。ただし拙訳を載せた)。

(14)「芸術の目的は、私たちの人格の能動的あるいはむしろ抵抗の力を眠らせること、そして私たちに暗示を与える想念を私たちが現実化し、表現された感情と共感する完璧に従順な状態へともたらすことであるように思える」(Bergson 1889, p. 11、邦訳二七頁。ただし拙訳を載せた)。

(15) ベルクソンは、「肉体的共感 sympathie physique」(ibid., p. 10、邦訳二五頁)と呼んでいる。

(16)「詩人においては、感情がイメージの形で展開し、イメージ自身がそれを翻訳するリズムに従った言葉で展開する」(ibid., p. 11、邦訳二七頁。ただし拙訳を載せた)。

## 第七章

(1) たとえば定型発達における自己感の構造の重層性と、そこで身体感覚や対人関係の演じる役割の重要性については、スターンが精緻な議論を展開している(Stern 1985)。

(2) とはいえもっぱら人の手を使い、棒を使うことはない。しかしこれは人と物を区別しているというよりも「手がものをつかんでいるのを見たことがある」という記憶から、他者の手を道具として使うことを覚えたのかもしれない。もう一つ、なぜ自分の手を使わないのかという重要な問いに答えることがまだできない。

(3) 魔術的思考とは人類学や精神分析学で取り上げられた概念である(たとえばフロイト『トーテムとタブー』)。思考がそのまま実世界に実現すると考える、原始的あるいは幼児的な思考様式のことである。

自閉症の場合は幼児性というよりも、もともと独我論的な傾向が強いので、他者や世界が「外部」として意識されずに自分の意識現象の一部のように感じられるようである。

（4）これは『論理学研究』第一版の時のフッサールの立場である（LU II/1, S. 361）。もちろん彼は定型発達を想定しているはずだが、はからずも自閉症の経験を記述していたことになる。

（5）フッサールにおいては、方法の必要から「超越論的な」独我論が要請される。「実際に、超越論的な独我論は、哲学的には低次の段階に過ぎず、それに対し、超越論的な間主観性の問題圏はより高次の基づけられた段階にあり、（……）」（『デカルト的省察』邦訳六五頁）という記述から、この現象学的還元の「デカルト的な道」の最下層はやはり、方法論的に独我論であることになる。ただし山口一郎が行ったような仕方で、最下層に本能志向性と衝動志向性における共同性を見いだすことはできるだろう（山口 2005, 二八六頁以降）。ところで、山口の知見は対人関係の超越論的構造ではあるが視線触発ではなく、むしろ空想身体（ミラー・ニューロン系）の作動に関わる。

（6）共同注意から、この現象を説明することもあるが、そもそも共同注意は、視線触発を分節した構造である（浜田 1999, 一九〇～一九六頁）。

（7）あるいはガーランドの場合は、行為主体も成立していないため、他の人の行動を逐一物まねして生活している。「〔ボーイフレンドの〕ディルクは、君はいつも僕の一歩後ろをついて歩いては、いつも僕と同じことをすると言って不満げだった。確かに彼の言うとおりだった。彼は私のお手本だったのだから。私はディルクの出かける場所に出かけ、ディルクの食べるものを食べ、ディルクと同じことをした」（Gerland 1997, 邦訳二四一頁。一部改訳）。

（8）「他者は何を欲望するのか」というラカンが提起した問いは、この次元に関わる。ラカンが、欲望とは他者の欲望であるといい、欲望に想像界と象徴界とをつなぐ役割を見るのは、（他者が欲望している対象という）不可知のものを空想する作用が、不在と現前の交代ゆえに記号的象徴的運動に変質するからである（Lacan, *Séminaire IV*, pp. 110 sq.）。

（9）第四章で、カテゴリーの適用が、空間内の不可知の部分（現実）を区分けしつつ隠蔽することで、奥行きという構造を成り立たせることを示した。これと同じように、人格というカテゴリーが、内面性という構造によって不可知の部分を隠すとともに、コミュニケーションの結節点として秩序を成り立たせている。カントの超越論的統覚の現象学的な意味がここにある。統覚あるいは人格は、パラロギスムで問題にされる物自体としての「魂」、実体・叡智的存在者としての私を覆い隠すのである（KrV, B 407-409)。

（10）現象学的には、（対象核Xの対蹠点に生まれる）志向性の起点としての純粋自我は、言語的な志向性の成立に伴って後から生まれる構造であり、発生の起点となりえないということになる。

（11）国立成育医療センターの研究会において松本美江子先生が二〇〇六年九月に口頭発表された内容および、科学研究費補助金による共同研究の成果による。

（12）二〇〇七年一二月の国立成育医療センターにおける研究会での鈴木繭子先生の発表。

（13）もちろん古典的な精神分析は転移という対人関係の情動的構造に基づいて組み立てられているので、自閉症にそのまま適用するのが困難であるのは論理的にも想像がつく。

## 第八章

（1）四章で引用した破綻恐怖における「原初的苦痛」についての文章を再び引用する。「1．統合を失った状態への回帰（〔それに対する〕防衛は解体）、2．落ち続けること（防衛は自分を抱っこすること）、3．心身の一体化の喪失、〔体に〕住むことの失敗（防衛は、離人）、4．現実感の喪失（防衛は、一次的ナルシシズムの開拓など）、5．対象〔愛着をもてる他者〕に関係する力の喪失（防衛は、自己現象にのみ関係しようとする自閉的状態）」（Winnicott 1989, pp. 89-90)。

（2）自閉症の診断基準の一部のみ当てはまる特定不能の広汎性発達障害の場合は、対人関係がある程度成立するが、完全にスムーズには保てない。そのために対人関係そのものが、定型発達では考えられない大きな謎、現実となる。

## おわりに

(1) エリック・ショプラーを中心としてノースカロライナ州立大学で開発された、自閉症児の療育プログラム。現在の日本でも自閉症療育の基礎として広く受け入れられている。環境を、空間的にも時間的にも容易に理解できるように整理する構造化と、子どもの潜在的な能力を測り個別の訓練法を開発する技法を併せ持つ。

# あとがき

二〇〇三年九月に、大学時代の友人広瀬宏之君と一〇年ぶりに飲む機会があった。彼は自閉症を中心とした小児心理を専門とする小児科医になっていた。そこでお願いして、国立成育医療センターころの診療部発達心理科医長の宮尾益知先生を紹介いただき、見学をさせていただくことになった。二〇〇五年二月からはほぼ毎週伺い、宮尾先生のご指導の元でフィールドワークを行い、数え切れない子どもたちと会うことができた。本書はその成果である。

大学に入学したときには音楽美学か美術史でも研究したいと漠然と考えていたが、学部時代は楽器にうつつを抜かしていた。大学生協の書棚で偶然見つけたレヴィナスの『時間と他者』を手に取ったことがきっかけで、何も考えずにレヴィナスを卒業論文として選ぶことにした。この選択は後でずいぶん後悔したが、今となってみるとやりたい研究に自由に取り組める環境に身をおけているので、偶然や勘に従うというのもあながち間違いではないのだろう。その後、極めて難解な思想内容と文体および独特の風貌で畏れられている、とも知らずに師事したマルク・リシール Marc Richir に、現象学そしてフッサールの読解法をたたき込まれるチャンスを得て、何とか研究技法を身につけることができた。こうしてまずはレヴィナスを中心とした現象学・フランス哲学の研究者になったのである。

リシールのもとでレヴィナスを現象学として読み解く研究を続けるなかで、彼の思想内容が精神病理学と触れることを発見したことが、精神医学と関わるようになった直接のきっかけである。現象学としてのレヴィナス哲学、そしてその精神病理学との関わりについては、フランスで出版された二冊の書物で論じている。現象学研究と平行して、二〇〇〇年以降さまざまな機会に精神科医や臨床心理士の先生方にご指導いただく機会を得て、精神医学や臨床心理学の知見に親しんでいった。これらが自閉症研究の準備となっている。

話を戻すと、日本を代表する発達障害の臨床家の一人である宮尾先生のもとで、四年間にわたりつきっきりで教えていただいた意義は言葉で表現できない。本書の記述のあらゆるところに先生の臨床のアイディアと直観が浸透している。広瀬宏之先生、松本美江子先生、鈴木繭子先生、そして中野三津子先生と木村育美先生、水島栄先生、瀧澤孝子先生、小笠原さゆ里先生をはじめとする「宮尾チーム」の先生方からは日常的に啓発を受けた。これからも教えていただきたいことはたくさんあるが、本書は宮尾チームに提出する暫定的な卒業論文である。快く受け入れていただいた奥山真紀子先生（こころの診療部部長）をはじめスタッフの方々には心から感謝申し上げたい。臨床家の先生方の献身的なお仕事を間近で拝見したことは、大きな財産となっている。本書がどなたかの役に立てるかどうかははなはだ心許ないが、ささやかでもそのようなものになっていればと願っている。

そして二人の恩師中村元先生とマルク・リシール教授の名前も挙げたい。また精神科医である畏友鹿島直之君の献身的な姿が、私にとってはベルクソンの言うところの「道徳へといざなう聖者」の役割を果たしているとともに、中学以来の彼との交流が精神医学への関心のもともとのきっかけである。

河本英夫先生、さらに日本現象学会の先生方（とくに浜渦辰二先生、谷徹先生、榊原哲也先生、山口一郎先生、和田渡先生、小川侃先生、河野哲也先生、門脇俊介先生）にはとくにお世話になった。日本大学国際関係学部および成城大学の学生のみなさんは、本書のもととなる講義で熱心に質疑応答してくれた。

日本語で初めての本を出版するにあたって、両親に感謝したい。そして援助を惜しまなかった祖父母にも。また妻の理解と協力がなければ、私の研究生活は成り立たなかった。

そして最後に本書にポジティブなメッセージを与えてくれる素晴らしい装幀を製作して下さった浜田真理さん、そして本書の出版を引き受けてくださり、原稿を丹念に読んで、綿密なアドバイスをしていただいた勁草書房編集部の土井美智子さんに心から御礼を申し上げる。

本書のもととなった研究にあたっては、日本学術振興会科学研究費補助金の援助を頂いた。

二〇〇八年三月二五日　三田にて

村上靖彦

# 人名索引

# 事項索引

＊重要語のうち、「視線触発」「図式化」など本文中で頻出する語に関しては、煩雑を避けて割愛した。

# 参考文献

＊本文での参照の際は，著者名と出版年を記した。出版年はいくつかの例外をのぞいて初出時のもの。例外は著者名のあとのかっこの中に略号を載せている。


Allouch, E. (1999), *Au seuil du figurable*, Paris, PUF

Bergson, H. (1889), *Essai sur les données immédiates de la conscience*, Paris, PUF, 1927/2003 in *Œuvres*, Paris, PUF, 1959（ベルクソン『時間と自由』中村文郎訳，岩波文庫，2001）

Bergson, H. (1896), *Matière et mémoire*, in *Œuvres*, Paris, PUF, 1959（『ベルグソン全集 2』田島節夫訳，白水社，2001）

Bergson, H. (1919), *L'énergie spirituelle*, in *Œuvres*, Paris, PUF, 1959（『ベルグソン全集 5』渡辺秀訳，白水社，2001）

Bion, W. R. (1962), *Learning from Experience*, Northvale/London, Jason Aronson, 1962, 1994

Damasio, A. (1999), *The Feeling of What Happens : Body and Emotion in the Making of Consciousness*, Urlando, Harcourt Brace & Company（ダマシオ『無意識の脳，自己意識の脳――身体と情動と感情の神秘』田中三彦訳，講談社，2003）

Fink, E. (1988), *VI. Cartesianische Meditation Teil 1. Die Idee einer transzendentalen Methodenlehre*, Dordrecht / Boston / London, Kluwer Academic, 1988

Frith, U. (1991), *Autism and Asperger Syndrome*, Cambridge, Cambridge University Press（フリス『自閉症とアスペルガー症候群』冨田真紀訳，東京書籍，1996）

藤家寛子（2004），『他の誰かになりたかった――多重人格から目覚めた自閉の少女の手記』花風社

Gerland, G. (1997), *A Real Person*, London, Souvenir Press (originally in sweden by) Cura Bökforlag och Utbildning AB)（ガーランド『ずっと「普通」になりたかった。』ニキ・リンコ訳，花風社，2000）

Grandin, T.（& Scariano, M. M.）(1986), *Emergence Labeled Autistic*, Washington, Arena Press（グランディン，スカリアーノ『我，自閉症に生まれて』カニングハム久子訳，学習研究社，1994）
Grandin, T.（1995), *Thinking in Pictures*, New York, Bantam Dell Pub Group（グランディン『自閉症の才能開発』カニングハム久子訳，学習研究社，1997）
Grelotti, D. J. et al.（2005), "fMRI activation of the fusiform gyrus and amygdala to cartoon characters but not to faces in a boy with autism", *Neuropsychologia* 43 (2005) 373-385
浜田寿美男（1999),『「私」とは何か』, 講談社選書メチエ
Heidegger, M.（GA 24), *Die Grundproblem der Phänomenologie* (1927) *(Gesamtausgabe Bd. 24)*, Frankfurt a. M., Klostermann, 1997（ハイデガー『現象学の根本問題講義』木田元監訳，平田裕之・迫田健一訳，作品社，2008）
Heidegger, M.（GA 41), *Die Frage nach dem Ding—Zu Kants Lehre von den transzendentalen Grundsätzen (Gesamtausgabe Bd. 41)*, Frankfurt a. M., Klostermann, 1984（ハイデガー『物への問い——カントの超越論的原則論に向けて』高山守，オピリーク訳，創文社，1989）
広瀬宏之・宮尾益知・木村育美・村上靖彦（2006),「自閉症の神経科学から診断まで」『自閉症スペクトラム研究』第5巻，日本自閉症スペクトラム学会
広瀬宏之（2007),「自閉症の「治療」論」『現代思想』(特集・自閉症), 2007年5月号所収
Husserl, E.（LU II/1), *Logische Untersuchungen*, II/1, Tübingen, M. Niemeyer, 1913 (1993)（フッサール『論理学研究』2，立松弘孝訳，みすず書房，1970。『論理学研究』3，立松弘孝・松井良和訳，みすず書房，1974。LUII/1と略す（巻数とページ数はNiemeyer版に従う））
Husserl, E.（Ideen I), *Ideen zu einer reinen Phänomenologie und phänomenologischen Philosophie I, Husserliana Band III*, Den Haag, M, Nijhoff, 1950（フッサール『イデーンⅠ』渡辺二郎訳，みすず書房，1984）
Husserl, E.,（『デカルト的省察』), *Cartesianische Meditationen,*

*Husserliana Band I*, Den Haag, M. Nijhoff, 1950（フッサール『デカルト的省察』浜渦辰二訳，岩波文庫，2001）

Husserl, E.（Hua IV），*Ideen zu einer reinen Phänomenologie und phänomenologischen Philosophie II, Phänomenologische Untersuchungen zur Konstitution, Husserliana Band IV*, Den Haag, M. Nijhoff, 1952, 1969（フッサール『イデーンⅡ』立松弘孝・別所良美訳，みすず書房，2001）

Husserl, E.（Hua X），*Zur Phänomenologie des inneren Zeitbewußtseins (1893-1917), Husserliana Band X*, Den Haag, M. Nijhoff, 1966

Husserl, E.（Hua XI），*Analysen zur passiven Synthesis, Husserliana Band XI*, Den Haag, M. Nijhoff, 1966（フッサール『受動的総合の分析』山口一郎・田村京子訳，国文社，1997）

Husserl, E.（Hua XIII），*Zur Phänomenologie der Intersubjektivität, Band I (1905-1920), Husserliana Band XIII*, Den Haag, M. Nijhoff, 1973

Husserl, E.（Hua XVI），*Ding und Raum, Vorlesungen 1907, Husserliana Band XVI*, Den Haag, M. Nijhoff, 1973

Husserl, E.（Hua XXVI），*Vorlesungen über Bedeutungslehre, Sommersemester 1908, Husserliana Band XXVI*, Dortlecht/Boston. Lancaster, Kluwer, 1987

Husserl, E.（Hua XXXIII），*Die Bernauer Manuskripte über Zeitbewusstsein (1917-1918), Husserliana Bd. XXXIII*, Dordrecht, Springer, 2004

泉流星（2003），『地球生まれの異星人，自閉症者として日本に生きる』，花風社

神尾陽子（2006），「自閉症者にとって他者の顔とは何か――発達的視点から」日本自閉症スペクトラム学会，第5回研究大会シンポジウム，2006年8月

Kant, I.（KrV），*Kritik der reinen Vernunft (1781-1787)*, Hamburg, F. Niemeyer, 1956（1976）（カント『純粋理性批判』篠田英雄訳，岩波文庫，1961）

Kant, I.（KpV）*Kritik der praktischen Vernunft (1788)*, Stuttgart, Ph. Reclam Jun., coll. Reclam, 1111, 1961（1995）（カント『実践

理性批判』波多野清一・宮本和吉・篠田英雄訳，岩波文庫，1979）
木村敏（1988），『あいだ』，弘文堂
Kimura, I. (2004), "Children are sensitive to averted eyes at the earliest stage of gaze processing" in *NeuroReport*, 15(8), 1-5
Kimura, I. (2005), *Magnetoencephalographic study on the mechanisms of face and gaze perception in children with and without autism spectrum disorders*, Thesis, Tokyo University, Faculty of Medicine
木村育美・宮尾益知・広瀬宏之・村上靖彦（2006），「自閉症スペクトラム児における視線認知――脳磁場検査を用いた生理学的研究」『自閉症スペクトラム研究』第5巻，日本自閉症スペクトラム学会
Klein, M. (1931/1975), *The Psycho-Analysis of Children*, New York, The Free Press (translated from German Version [1932])
河野哲也（2005），『環境に拡がる心――生態学的哲学の展望』勁草書房，双書エニグマ
Lacan, J., *Séminaire II, Le moi dans la théorie de Freud et dans la technique de la psychanalyse,* Paris, Seuil, 1978（ラカン『フロイト理論と精神分析技法における自我――1954-1955』上下，小出浩之訳，岩波書店，1998）
Lacan, J., *Séminaire VII, L'éthique de la psychanalyse*, Paris, Seuil, 1986（ラカン『精神分析の倫理』上下，小出浩之訳，岩波書店，2002）
Lévinas, E. (1961), *Totalité et infini*, Den Haag, M. Nijhoff, coll. 《Livre de poche》, 1989（レヴィナス『全体性と無限』熊野純彦訳，岩波文庫，2005）
Lévinas, E. (1974), *Autrement gu'être ou au-delà de l'essence*, Den Hang, M. Nijhoff, coll. 《Livre de poche》, 1990（レヴィナス『存在の彼方』合田正人訳，講談社学術文庫，2004）
Meltzoff, N., & Moore, M. K. (1977), 《Imitation of Facial and Manual Gestures by Human Neonates》, in *Science*, 198, 75-78
Meltzoff, A. N., & Moore, M. K. (1983), "Newborn infants imitate adult facial gestures", in *Child Development*, 54, pp. 702-709
Merleau-Ponty (1942), M., *La structure du comportement*, Paris, PUF（メルロ＝ポンティ『行動の構造』滝浦静雄・木田元訳，みすず

書房，1964）
Merleau-Ponty（1964），M., *L'œil et l'esprit*, Paris, Gallimard, coll.《Folio》（メルロ＝ポンティ『眼と精神』滝浦静雄・木田元訳，みすず書房，1966）
Merleau-Ponty（1997），M., *Parcours*, Paris, Verdier
村上勝三（2004），『観念と存在――デカルト研究 1』知泉書館
村上勝三（2005），『数学あるいは存在の重み――デカルト研究 2』知泉書館
Murakami, Y.（2002），*Lévinas phénoménologue*, Grenoble, J. Millon,
Murakami, Y.（2008），*Hyperbole－Lévinas et la psycopathologie*, Beauvais, Association pour la promotion de la phénoménologie
村瀬学（2006），『自閉症――これまでの見解に異議あり！』ちくま新書
村田憲郎（2005），『フッサールの時間意識の現象学――単線的時間経過からの脱却』（一橋大学大学院社会学研究科提出博士論文）
ニキ・リンコ，藤家寛子（2004），『自閉っ子，こういう風にできてます』花風社
岡潔（2006），「自閉症スペクトラム時の自己理解に関する研究――自己評定と半構造化面接を通して」日本自閉症スペクトラム学会，第 5 回研究大会，論文集，p. 77（ポスター発表）
Prince-Hughes, D., éd.（2002），*Aquamarine Blue－Personal Stories of College Students with Autism*, Ohio, Swallow Press/Ohio University Press
Putnam, F. W., *Dissociation in Children and Adolescentes－A Developmental Perspective*, New York/London, The Guilford Press, 1997（パトナム『解離――若年期における病理と治療』中井久夫訳，みすず書房）
Richir, M.（1988），*Phénoménologie et institution symbolique*, Grenoble, J. Millon, coll.《Krisis》
Richir, M.（1991），*Du sublime en politique*, Paris, Payot, coll.《Critique de la politique》
Richir, M.（2000），*Phénoménologie en esquisses*, Grenoble, J. Millon, coll.《Krisis》
Richir, M.,（2004），*Phantasia, imagination, affectivité*, Grenoble, J. Millon, coll.《Krisis》

Rizzolatti, G. et al. (2004), "The Mirror-Neuron System", in *Annual Reviews of Peuroscience*, 27, 169-102
酒木保（2001），『自閉症の子供たち』PHP 新書
Sami-Ali (1974), *L'espace imaginaire*, Paris, PUF
Sartre, J.-P. (1943), *L'être et le néant*, Paris, Gallimard（サルトル『存在と無』松浪信三郎訳，ちくま学芸文庫，2007-2008）＊参照頁数は Tel 版による。
Schnell, A. (2004), *Temps et phénomène—La phénoménologie husserlienne du temps (1893-1918)*, Hildesheim/Zürich/New York, Olms
Schnell, A. (2004b), 《Temporalité hylétique et temporalité noématique chez Husserl》 in *Annales de phénoménologie*, vol. 3
Spitz, R. (1957), *No and Yes, On the genesis of Human communication*, New York, International Universities Press, (*Le non et le oui*, trad., français, par L-M. Rocheblave-Spenlé, Paris, PUF, 1962)
Spitz, R. (1965), *The First Year of Life : A Psychoanalytic Study of Normal and Deviant Development of Object Relations*, New York, International Universities Press (*De la naissance à la parole, La première année de la vie*, trad., L. Flournoy, Paris, PUF, 1968)
Stern, D. N., (1985), *The Interpersonal World of the Infant : A View from Psychoanalysis and Developmental Psychologie*, New York, Basic Books, 1985（スターン『乳児の対人世界』理論編，小此木啓吾・丸田俊彦監訳，神庭靖子・神庭重信訳，岩崎学術出版社，1989）
杉山登志郎・辻井正次編著（1999），『高機能広汎性発達障害——アスペルガー症候群と高機能自閉症』ブレーン出版
鈴木繭子（2005），「【事例 H】対人関係に困難を有するアスペルガー障害」（五十嵐一枝編著，『軽度発達障害児のための SST 事例集』北大路書房，所収）
高橋たまき・中沢和子・森上史朗編（1996），『遊びの発達学・展開編』培風館
Tengelyi, L. (2004), *The Wild Region in Life-History*, trans. G. Kállay and L. Tengelyi, Evanston, Northwestern University Press

Tustin, F. (1981/1992), *Autistic States in Children*, revised version, London/New York, Routledge

Willey, L. H., (1999), *Pretending to Be Normal : Living With Asperger's Syndrome*, UK, Jessica Kingsley Publishers Ltd（ウィリー『アスペルガー的人生』ニキ・リンコ訳，東京書籍，2002）

Williams, D. (1992), *Nobody Nowhere, The Extraordinary Autobiography of an Autistic*, New York, Avon Books（ウィリアムズ『自閉症だった私へ』(1993/文庫版 2000)，河野真理子訳，新潮文庫）

Williams, D. (1994), *Somebody Somewhere*, New York, Doubleday（ウィリアムズ『自閉症だった私へⅡ』(2001)，河野真理子訳，新潮文庫）

Williams, D. (1996), *Like Color to the Blind*, London, JKP（ウィリアムズ『自閉症だった私へⅢ』(2002/文庫版 2005)，河野真理子訳，新潮文庫）

Williams, D. (1998), *Autism and Sensing, The Lost Instinct*, London, JKP

Williams, D. (2003), *Exposure Anxiety—The Invisible Cage—An Exploration of Self-Protection Responses in the Autism Spectrum and Beyond*, London, JKP

Williams et al. (2001), "Imitation, mirror neurons and autism", in *Neuroscience and Biobehavioural Review* 25 : 2001, pp. 287-95

Winnicott, D. W. (1966), *The Maturational Processes and the Facilitating Environment—Studies in the Theory of Emotional Development*, Madison, International Universityes Press（ウィニコット『情緒発達の精神分析理論』牛島定信訳，岩崎学術出版社，2000）

Winnicott, D. W. (1971), *Playing and Reality (1971)*, London/New York, Tavistock/Routledge, 1999（ウィニコット『遊ぶことと現実』橋本雅雄訳，岩崎学術出版，1979）＊ただし，本書については基本的に翻訳は参照していない。頁数も英語版で表示した。

Winnicott, D. W. (1989), *Psycho-Analytic Explorations*, Cambridge, Harvard University Press, 1989（ウィニコット『精神分析的探究』1・2・3，牛島他訳，岩崎学術出版社，1998-2001）

山口一郎（2002），『現象学ことはじめ——日常に目覚めること』日本評論社

山口一郎（2005），『存在から生成へ――フッサール発生的現象学研究』知泉書館
山根雄一郎（2005），『“根源的獲得”の哲学――カント批判哲学への新視角』東京大学出版会
吉川孝（2003），「現象とファントム――フッサールの「現象」概念の再検討」『現象学年報』19，日本現象学会
Zahavi, D. (1999), *Self-Awareness and Alterity－A Phenomenological Investigation*, Evanston, Northwestern University Press
「青年期・成人期の TEACCH プログラム」（ビデオ資料，朝日新聞厚生文化事業団，1986）

**著者略歴**

1970年生まれ。大阪大学大学院人間科学研究科教授。
東京大学大学院総合文化研究科博士課程満期退学。基礎精神病理学・精神分析学博士（パリ第7大学）。
著　書『治癒の現象学』（講談社選書メチエ、2011）
『傷と再生の現象学――ケアと精神医学の現場へ』（青土社、2011）
『レヴィナス――壊れものとしての人間』（河出書房新社、2012）
『摘便とお花見――看護の語りの現象学』（医学書院、2013）
『仙人と妄想デートする――看護の現象学と自由の哲学』（人文書院、2016）
『母親の孤独から回復する――虐待のグループワーク実践に学ぶ』（講談社選書メチエ、2017）
『在宅無限大――訪問看護師がみた生と死』（医学書院、2018）ほか

自閉症の現象学

2008年5月30日　第1版第1刷発行
2019年1月20日　第1版第7刷発行

著者　村《むら》上《かみ》靖《やす》彦《ひこ》

発行者　井村寿人

発行所　株式会社　勁《けい》草《そう》書房

112-0005 東京都文京区水道2-1-1　振替　00150-2-175253
（編集）電話 03-3815-5277／FAX 03-3814-6968
（営業）電話 03-3814-6861／FAX 03-3814-6854
大日本法令印刷・松岳社

© MURAKAMI Yasuhiko　2008

ISBN978-4-326-15395-4　Printed in Japan

JCOPY ＜出版者著作権管理機構 委託出版物＞
本書の無断複製は著作権法上での例外を除き禁じられています。
複製される場合は、そのつど事前に、出版者著作権管理機構
（電話 03-5244-5088、FAX 03-5244-5089、e-mail: info@jcopy.or.jp）
の許諾を得てください。

＊落丁本・乱丁本はお取替いたします.

http://www.keisoshobo.co.jp

船曳康子　MSPA（発達障害の要支援度評価尺度）の理解と活用　A5判　一八〇〇円

D.R.バーンバウム　自閉症の倫理学　彼らの中で、彼らとは違って　四六判　三四〇〇円

河野哲也　エコロジカルな心の哲学　ギブソンの実在論から　四六判　二九〇〇円

水野和久　他性の境界　四六判　三〇〇〇円

斎藤慶典　心という場所　「享受」の哲学のために　A5判　四五〇〇円

柘植雅義　特別支援教育の新たな展開　続・学習者の多様なニーズと教育政策　四六判★三六〇〇円

柘植雅義　学習者の多様なニーズと教育政策　LD・ADHD・高機能自閉症への特別支援教育　四六判★三〇〇〇円

中込和幸・高沢悟・工藤紀子　メンタルクリニックの脳科学　四六判　三〇〇〇円

＊表示価格は二〇一九年一月現在。消費税は含まれておりません。
＊★印はオンデマンド出版です。